拯救你的甲状腺

这个癌症并不可怕

上海市甲状腺疾病研究中心

| 权威作品 |

余飞◎主编

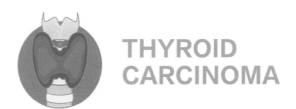

THYROID
CARCINOMA

上海交通大学出版社
SHANGHAI JIAO TONG UNIVERSITY PRESS

内容提要

　　本书对甲状腺癌的初识、寻因、诊断、治疗、康复、预防、多学科综合治疗协作等相关内容，做了深入浅出的介绍，帮助读者了解甲状腺癌治疗的新理念、新技术、新方法。内容丰富多彩、叙述明白易晓、文笔清新隽永，并辅以小视频，以增加直观趣味性。本书同时也特别介绍了中医在治疗甲状腺癌中的古今智慧，凸显中医对甲状腺癌诊疗水平的与时俱进。附录中还链接了"蝴蝶知音"音频以及实用的智慧科普小程序工具，为成年人定制"碘"饮食处方，从而可以更好地管理甲状腺健康。本书的读者对象为普通大众及希望了解甲状腺癌知识的相关人士。

图书在版编目(CIP)数据

　　拯救你的甲状腺：这个癌症并不可怕/余飞主编
. —上海：上海交通大学出版社，2023.12
　　ISBN 978 - 7 - 313 - 29851 - 5

　　Ⅰ.①拯…　Ⅱ.①余…　Ⅲ.①甲状腺疾病-防治
Ⅳ.①R581

　　中国国家版本馆 CIP 数据核字(2023)第 215801 号

拯救你的甲状腺——这个癌症并不可怕
ZHENGJIU NI DE JIAZHUANGXIAN——ZHE GE AIZHENG BING BU KE PA

主　　编：余　飞
出版发行：上海交通大学出版社　　　　地　　址：上海市番禺路 951 号
邮政编码：200030　　　　　　　　　　电　　话：021 - 64071208
印　　制：苏州市越洋印刷有限公司　　经　　销：全国新华书店
开　　本：880mm×1230mm　1/32　　印　　张：6.5
字　　数：146 千字
版　　次：2023 年 12 月第 1 版　　　　印　　次：2023 年 12 月第 1 次印刷
书　　号：ISBN 978 - 7 - 313 - 29851 - 5　音像(电子)书号：ISBN 978 - 7 - 89424 - 588 - 5
定　　价：59.00 元

本书编委会

主　审　毕宇芳

主　编　余　飞

副主编　王　宇　陈立波　秦珊珊

编　委（按姓氏笔画排序）

王正实　王任飞　王美娟　毕德玺

朱　辉　刘　珺　孙丽萍　李　琳

吴蕊辛　陈万里　张　涵　秦　艺

栾晓辉　唐翠松　黄玥晔　黄琼漪

盛春君　彭成忠　韩　婷　焦岳龙

颜琼枝　戴佳奇

绘　图　戴华诚　石　庆

序一

人民健康是民族昌盛和国家强盛的重要标志。习近平总书记在党的二十大报告中强调，要将"健康中国"作为优先战略目标，"把保障人民健康放在优先发展的战略位置"。通过健康科普，向公众普及医学知识，引导良好生活习惯，提升整体身心健康素养，是实现这一目标的重要举措。均衡饮食、适量运动、戒烟限酒等健康生活方式的建立，对预防疾病发生、延缓疾病进展尤为重要。

上海市甲状腺疾病研究中心余飞教授，长期致力于甲状腺疾病的中西医整合诊疗，同时热心投身于科普工作二十余年，助力引导民众树立正确的健康观，让"健康中国行动"落地生根。随着近年甲状腺癌的发病率日益增高，并呈现年轻化趋势，余飞教授敏锐地关注并及时地编撰出版《拯救你的甲状腺——这个癌症并不可怕》，聚焦甲状腺癌科普，传播科学准确的甲状腺健康知识，是一项实实在在深受欢迎的为民举措。相信在本书的指导下，各年龄段的民众都能有据可依，了解并掌握预防好、筛查好、管理好甲状腺癌的知识。

本书科学专业性与趣味可读性兼具，既集多学科专家之长，以"认识-寻因-诊断-治疗-康复-预防"为脉络,全面科普甲状腺癌,又图文并茂、音视频结合,让阅读变得直观生动有趣味。本书更创新性地链接数字化平台,推出国内首个可供成人定制"碘"饮食"处方"的科普数字化工具,实现平面书籍的数字化转型,让读者可以根据自身喜好,便利选择获取知识的方式,将被动输出转化为读者主动获取。相信读者通过阅读本书,能扎实有效地掌握甲状腺癌相关知识,从而更好地呵护甲状腺健康。

健康是人类永恒的追求,普及医学知识正是提升公众健康意识的重要途径,期待余飞教授和同仁们继续在甲状腺健康科普的道路上砥砺前行,推陈出新,不断地为人民健康提供更多更新的服务,为共同建设更加幸福的社会增添助力!

毕宇芳

上海交通大学医学院附属瑞金医院

上海市内分泌代谢病研究所

2023 年 11 月

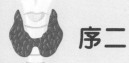

序二

2017 年，上海市卫生健康委员会授牌的"上海市甲状腺疾病研究中心"（以下简称"中心"）正式在上海市第十人民医院（同济大学附属第十人民医院）成立。成立至今，中心始终秉持"以疾病为中心"的管理理念，汇集内分泌代谢科、甲状腺外科、超声医学科、核医学科、病理科、放射科、中医科、临床营养科、精神科等九大学科的优势力量"攥指成拳"，打造了一站式服务模式，推动了申城甲状腺疾病诊疗水平的提升。

在对甲状腺疾病诊疗水平提升的同时，中心也秉持着"以人民健康为中心"的理念，始终坚持开展甲状腺医学科普工作，中心借鉴医疗多学科会诊的模式，创新了多学科联合科普的模式，从撰写科普文章到录制科普音视频，力求以"可阅""可听""可视"三维一体方式，向百姓展示甲状腺健康科普内容。

此前，在余飞教授的领衔下，中心各学科专家已参与编撰"人体甲状腺，健康三部曲"的前两部《守护你的甲状腺——核医学有绝招》和《呵护你的甲状腺——变幻莫测的人体小蝴蝶》，均在社会上受广泛好评，经《解放日报》《文汇报》《大众医学》等多家主流媒体推荐传播，使百姓对原本非常陌生的甲状腺医学相关知识得以涉猎，也让更多患者重获健康。

此次，余飞教授又关注到"甲状腺肿瘤的高发病率"的态势，他与中心各学科专家一同编撰"人体甲状腺，健康三部曲"的第三部：《拯救你的甲状腺——这个癌症并不可怕》。该书除了延续前两部的风格之外，还进一步丰富了科普形式，通过"甲状腺硬核科普"平台，与读者形成互动的同时，为读者定制个性化的"碘"饮食"处方"，让平面的科普图书实现数字化转型。

相信该书能为读者提供科学预防甲状腺癌的智慧，为提升百姓健康素养做出贡献，为健康中国建设注入健康正能量。

曲　伸

上海市甲状腺疾病研究中心主任

2023 年 11 月

拯救你的甲状腺——这个癌症并不可怕

前言

近年来甲状腺癌发病率逐年升高,尤其女性的发病率更高。2023 年 3 月,国家癌症中心统计数据显示,在女性群体中,甲状腺肿瘤发病率直线上升,16 年中增长了近 20 倍,居近年发病率增长首位。

作为一名甲状腺专业的医生,深感甲状腺癌正威胁着民众健康。普及其知识,使民众远离甲状腺癌发病隐患、帮助患者控制疾病获得健康的生活已刻不容缓。为此,我和同事们(上海市甲状腺疾病研究中心)从"筛防诊治康一体化"入手,共同编撰了我们中心的第三本甲状腺科普书《拯救你的甲状腺——这个癌症并不可怕》。特别感谢复旦大学附属肿瘤医院头颈外科主任王宇教授应邀担任副主编,作为国内最知名的甲状腺癌领域的外科专家之一,他与我们的团队内外联动携手碰撞新火花,共同科普治疗甲状腺癌"斩草不留根"的医学前沿技术,为疾病诊治提供了更全面的思路和途径。

本书也是"人体甲状腺,健康三部曲"的最终部,前两部《守护你的甲状腺——核医学有绝招》《呵护你的甲状腺——变幻莫测的人体小蝴蝶》深受读者喜爱,并得到了专业领域同道的认可,其分别获得国家级学会科普奖——中国核学会科普奖(2022

年）和首届上海市健康科普推优选树活动科普图书优秀奖（2023年）。本书延续了前两部科学专业、通俗易懂的特点之余，又有其独到之处。可简单归纳为"专""精""智"。

"专"为专一、专业，本书与前两部不同，此番编委会汇集甲状腺领域的多名资深专家，共同聚焦于甲状腺癌；"精"为精心、精良，编委会成员精心深挖百姓最为关心的甲状腺癌问题，力求以百姓视角去科普最为实用的甲状腺癌防治知识；"智"为智慧、智能，书中除了延续前"两部曲"图文、音视频相结合的特点，又创新性地在书后链接了"智慧科普"——成人碘饮食"处方"这一特色小程序，本书与甲状腺硬核科普平台交互，可以为甲状腺结节患者在线定制适宜的饮食"良方"。除上述三个特点之外，本书还整合了国医精粹，力求运用中医良方助力甲状腺癌患者的管理，帮助百姓有效地预防甲状腺癌。

最后，还要感谢相识 20 余年的同行知名专家，上海交通大学医学院附属瑞金医院党委副书记、副院长，上海市内分泌代谢病研究所副所长毕宇芳教授虽工作繁重，但她仍殚精竭虑为本书主审，在全书编撰过程中给予科学指导；感谢我的师兄，上海交通大学医学院附属第六人民医院核医学科陈立波教授；以及我的良师益友、上海市甲状腺疾病研究中心曲伸教授。在他们的共同指导下，编撰工作得以顺利进展，也感谢我的编委会团队全体成员的辛勤付出。本书也得到了上海市"科技创新行动计划"科普专项（22DZ2304400）、上海市静安区科普专项（KP2023010）等政府课题和资金的资助支持。

由于编者的水平有限，不免有疏漏不当之处，敬请读者指正。

余 飞
上海市甲状腺疾病研究中心
2023 年 11 月

目录

拯救你的甲状腺——这个癌症并不可怕

引言

"为什么我会得甲状腺癌?"

"是不是因为经常吃海鲜才得了甲状腺癌啊?"

"甲状腺癌听说是'懒癌',真的不会要人命?"

"得了甲状腺癌,我是否就不能再生宝宝了?"

"听说不用开刀,只要喝一杯含碘的'水'就可以治疗甲状腺癌了?"

······

我是"人体小蝴蝶"——甲状腺,是人体最大的内分泌器官,执掌着生长发育、新陈代谢等重要功能,然而我与很多其他器官一样,也会得癌,一旦这个坏东西侵害到我,就会破坏我的正常生理功能,让我的主人身体出现各种不适,甚至还可能威胁到主人的生命。上面这些"灵魂拷问"就是我的主人向大家发出的呼救。

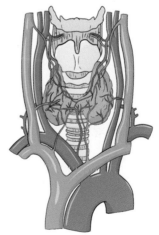

人体甲状腺示意图

如何拯救患癌的甲状腺呢？请跟随着我，沿"认识—寻因—诊断—治疗—康复—预防"的路线，一起突破甲状腺癌的包围圈，重新振翅高飞，护住健康。

拯救你的甲状腺——这个癌症并不可怕

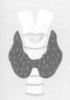

第一章
甲状腺癌初识篇

"癌"这个字令人闻风丧胆,甲状腺与很多器官一样,也会发生癌症,为此很多患者正受其困扰。近年来,甲状腺癌发病率在全球多个国家和地区呈现持续快速上涨的态势。而在中国,甲状腺癌的发病率也呈现逐年增加的趋势,正威胁着大众健康,亟待被重视。

第一节 🙂 甲状腺癌的那些事儿

临床上我们接触到的甲状腺癌患者,绝大多数都对疾病充满了疑问与恐惧,其中不乏夜不能寐、辗转反侧、思虑过度之人,就诊时也眉宇紧皱。但其实随着医学的进步,针对甲状腺癌,无论是现代医学还是传统医学,都有较好的应对方法,下面就让我们一起来了解它,并且用科学的方法战胜它。

(一) 甲状腺癌为何被称为"懒癌"

甲状腺癌在坊间又被称为"懒癌",这源于大家对甲状腺乳头状癌的认识。此类型是甲状腺癌中最常见的,在门诊中接诊的甲状腺癌患者,大部分属于这类分型。

甲状腺乳头状癌又可以进一步分为三种亚型:①经典亚型乳头状癌;②滤泡亚型乳头状癌;③高细胞亚型乳头状癌。这三种不同亚型的患者之间的预后效果会有区别,但总体来说甲状腺乳头状癌恶性程度低,发展速度慢,预后又相对较好,因此它又被戏称为"懒癌"。对于甲状腺乳头状癌患者来说,大可不必"谈癌色变"。

得了甲状腺乳头状癌该怎么做呢?

第一,保持一个放松的心态,不必过分担心。积极乐观的情绪也利于疾病的诊治及健康的恢复。

第二,要去专业医疗机构进行合适的治疗。在病理明确了甲状腺乳头状癌之后,专业医生会对患者进一步进行评估,确定是否适合手术治疗。目前,手术对于甲状腺癌患者来说,是较好的治疗方式,可以将病灶切除,术后医生会给予一个专业的促甲状腺激素(TSH)抑制治疗,来改善患者的预后。

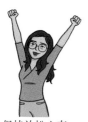　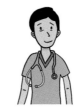　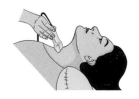

保持放松心态　　　去专业机构进行合适的治疗　　　定期随访、检查

对甲状腺乳头状癌患者的建议

第三,患者需要定期进行 B 超和甲状腺功能的随访,这是

拯救你的甲状腺——这个癌症并不可怕

非常必要的,可以及时了解治疗后的效果,利于患者获得更好的治疗预后。

总之,在这样的一个基础情况下,在专业医师指导下接受正规的治疗,相信甲状腺乳头状癌患者可以从容面对疾病,不再"谈癌色变"。

(二) 被称为"懒癌" 真的可以放任不管吗

甲状腺乳头状癌通常生长比较慢,恶性程度相对较低,但是甲状腺癌是一个大家族,并不是每个家族成员都是那么"懒",它们都有自己的个性,其他几种类型的甲状腺癌切不可放任不管,还是要积极治疗。

甲状腺乳头状癌——生存期较长

前面已经提及这是一类分化较好的甲状腺癌,也是最常见的一种。病灶一般为单发,体积不等,小的病灶直径在 0.5 厘米以下,大的病灶直径可超过 10 厘米。它的恶性程度通常较低,10 年总生存率大于 90%。

甲状腺滤泡癌——远处转移较多

此类型占甲状腺癌总数的 10%~15%,仅次于乳头状癌,位居第二,肉眼检查时滤泡癌表现为一种实质的具有包膜的肿瘤,包膜上常密布着丰富的血管网,其较小的癌肿与甲状腺腺瘤很相似。病灶一般较大,较多出现远处转移,较少出现局部淋巴结转移。相对来说,滤泡癌的预后不及乳头状癌的好,还是需要引起重视,及早处理。

甲状腺髓样癌——家族遗传性较多

此类型占甲状腺癌总数的 1％～2％，瘤体一般呈圆形或卵圆形，边界清楚，质硬或呈不规则形，伴周围甲状腺实质浸润，切面灰白色或淡红色，可伴有出血坏死及钙化，肿瘤直径平均为 2～3 厘米。甲状腺髓样癌是一种中度恶性的癌种，可发生于任何年龄，男女发病率无明显差异，大多数是散发性，据《中国家族遗传性肿瘤临床诊疗专家共识（2021 年版）》的数据显示，25％～30％为家族性的。

家族性髓样癌的特征如下：

（1）发病年龄较轻，诊断时平均年龄为 33 岁，散发性髓样癌诊断时平均年龄超过 55 岁。

（2）均为双侧甲状腺癌和多中心病变，肿瘤分布和形态不对称，可能一侧有巨大肿物而对侧仅有组织学征象，但无一例外地均为双侧病变。

（3）家族性髓样癌病灶较小，由于现在患者健康意识增强，常主动进行筛查，因此也有部分患者的癌肿在非常小的时候就被发现了。

（4）家族性髓样癌多位于滤泡旁细胞集中处，即腺叶上中三分之一交界处。

（5）家族性髓样癌常伴有嗜铬细胞瘤或甲状旁腺功能亢进。

甲状腺未分化癌——预后差

最后是一类需要高度重视的类型——未分化癌，它占甲状腺癌总数的 1％左右，常见于 60～70 岁的老年患者，男性多见。

肿块质硬而不规则,固定,生长迅速,很快弥漫至整个甲状腺,一般在短期内就可浸润气管、肌肉、神经和血管,引起吞咽和呼吸困难。肿瘤局部可有触痛。显微镜下见癌组织主要由分化不良的上皮细胞组成,细胞呈多形性,常见核分裂象。颈部可出现淋巴结肿大,也可有肺转移。未分化癌预后差,用放射性碘治疗无效,外照射仅能改善局部症状。

不管怎么说,我们要强调甲状腺癌的早发现、早治疗,这样才能及早控制住这个"恶老虎",免受其害!

(三)如何应对甲状腺乳头状微小癌

近年来,越来越多的学者开始关注甲状腺乳头状微小癌。这里的微小癌是指小于或等于 10 毫米的甲状腺乳头状癌。日本有专家团队研究发现,在进行甲状腺超声或超声定位下甲状腺细针穿刺细胞学检查的成年女性中,甲状腺乳头状微小癌检出率高达 3.5%。那么需要积极治疗甲状腺乳头状微小癌吗?

对低危甲状腺乳头状微小癌患者进行密切随访最早起源于日本,许多甲状腺乳头状癌患者终身无症状且对其并不知情。日本学者认为,大部分的甲状腺乳头状癌是稳定的,只有少部分患者会出现进展,因此对于甲状腺乳头状微小癌患者,首先可以采取观察、随访策略,若在随访过程中出现了进展再进行手术也为时不晚。早在 1993 年,就有学者提出建议用临床密切随访来替代立即手术。此后两年,东京癌症研究院医院也开展了类似的临床试验。日本学者的研究总结如下:

(1)大部分低危的甲状腺乳头状微小癌处于休眠状态或呈惰性生长。

（2）在随访期间内，未观察到任何低危甲状腺乳头状微小癌患者发生远处转移或甲状腺癌特异性死亡。

（3）在密切随访过程中，即使甲状腺乳头状微小癌出现进展再接受手术治疗，也无一例患者出现危及生命的复发或甲状腺癌相关性死亡。

（4）年老的低危甲状腺乳头状微小癌患者进展率较低。

（5）小部分妊娠患者可能有所进展，但在分娩后再进行手术也为时不晚。

（6）对于立即手术的患者而言，术后发生喉返神经麻痹和甲状旁腺功能减退症等并发症的概率远远高于密切随访的患者。

（7）10年随访发现，手术患者的总体医疗费用是非手术患者的4.1倍。

因此，对于甲状腺乳头状微小癌，患者无须恐慌，有一部分是稳定且呈惰性生长的，还有小部分是日益缩小的，对于没有显著的危险因素的甲状腺乳头状微小癌的患者，治疗方面可以考虑给予患者密切随访。

第二节 ☯ 与甲状腺癌诊治相关的核素

核医学不为大众所熟悉，但其在甲状腺疾病的诊治中具有非常重要的地位，从发现疾病到治疗疾病都有建树，可谓功不可没。

（一）甲状腺癌的"硬核"诊治

在甲状腺癌的诊治中，核医学起着关键作用，它善于运用核素来精准地发现癌，并且也是歼灭癌的"硬核武器"。接下来，就让我们了解一下核医学在甲状腺癌诊治方面的应用吧。

硬核一：甲状腺功能测定

甲状腺是人体重要的内分泌腺体，它能够分泌特殊的生物活性物质，即甲状腺激素，并以微量浓度存在于血液等体液中，调节机体内多种重要的生理功能和活动，维持内环境稳定。核医学可以测定甲状腺激素（TT_3、TT_4、FT_3、FT_4）、促甲状腺激素（TSH）、甲状腺自身免疫性抗体（TRAb、TgAb、TPOAb）及甲状腺球蛋白（Tg）等，达到辅助疾病诊断、调整用药剂量及评价治疗效果的目的。

硬核二：甲状腺摄碘-131 试验

核医学可以对甲状腺的摄碘功能进行体外测定。甲状腺摄碘-131 试验在临床上主要用于鉴别甲亢病因、把控碘-131 治疗指征及计算碘-131 治疗剂量等。甲状腺癌术后患者在接受碘-131 治疗前，可以通过摄碘-131 试验间接了解残余甲状腺组织的情况，对确定后续清甲（治疗甲状腺癌的一种方法）剂量有很大的帮助。

硬核三：核素显像

将核素作为"示踪剂"引入体内，通过仪器进行体外显像，可以了解组织器官的功能，定位异常病灶，评价治疗效果等。

其中，甲状腺静态显像可以直观呈现甲状腺的大小、形态和功能。临床触诊发现甲状腺结节后，可以通过甲状腺显像了解其摄取功能；进一步结合甲状腺癌阳性显像可对结节的良恶性进行辅助鉴别诊断。甲状腺静态显像还可以定位甲状腺癌术后患者的残余甲状腺组织,甚至可以显示出分化功能很好的癌症病灶。

　　碘-131 显像在甲状腺癌的诊治管理中具有不可替代的优势,可以定位甲状腺癌术后的残余甲状腺组织和功能性复发或转移灶,帮助临床医生把握碘-131 治疗指征、评价治疗效果及预估患者预后等。

硬核四:核素治疗

　　利用核素和病变组织的特异性亲和力,将核素引入人体后,靶向定位到病变部位,衰变时发出射线,发挥治疗作用。碘-131 治疗分化型甲状腺癌就是核素治疗领域非常经典的治疗手段。患者口服碘-131 后,可以精准定位到残余甲状腺组织、功能性复发或转移灶部位,利用其衰变时发出的 β 射线,达到消融残余甲状腺组织和控制癌症病灶的目的。

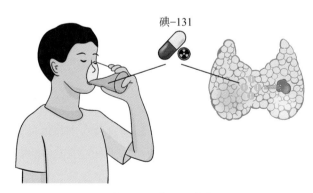

碘-131 治疗甲状腺癌

由此可见，核医学在甲状腺癌诊治领域涵盖了体外分析、功能测定、影像诊断和核素治疗四大方面，覆盖面广。核医学为临床甲状腺癌的诊治提供了安全、有效、经济的重要手段。实现甲状腺癌精准诊疗的目标，核医学手段是不可或缺的。

（二）甲状腺癌诊治常用核素有哪些

在甲状腺癌的诊断方面，常用核素有锝-99m 和碘-131。锝和碘属于同族元素，具有相似的特性，均可被甲状腺组织特异性地摄取和浓聚，从而达到显像的目的；不同点是锝-99m不参与甲状腺激素的合成。两者各有优缺点，锝-99m 的半衰期较短，约为 6 小时，γ 射线能量适中，为 140 千电子伏特，这些特性均适合进行常规的甲状腺显像；碘-131 的半衰期偏长，约为 8 天，γ 射线能量高，约为 364 千电子伏特，导致组织器官吸收剂量较高，从显像特性来看并不是很理想，但在寻找和定位功能性甲状腺癌复发转移灶方面却是不可替代的。PET 显像用的核素氟-18，在甲状腺癌诊断方面也有独特的应用，主要用于血清 Tg 升高而碘-131 显像阴性时寻找和定位不摄碘病灶。

在甲状腺癌的治疗方面，碘-131 的应用已有 80 余年的历史，其疗效及安全性均得到了大量临床数据的证实。碘-131 在衰变时除了发出 γ 射线外，还可以发出 β 射线，电离辐射作用强而穿透力弱，因此可以集中火力消融残余甲状腺组织或杀伤癌细胞，对周围正常组织影响较小。

对于不摄碘或虽摄碘但病情仍进展的甲状腺癌，其他治疗靶点的研发和诊疗一体化核素的应用正逐渐走向临床，如镓-68

和镥-177等,可以为这些病情复杂难治的患者带来新的选择。

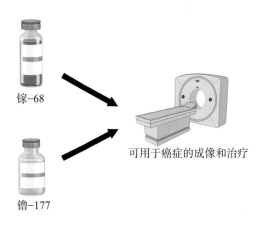

镓-68

镥-177

可用于癌症的成像和治疗

(三)谈"核"就要色变吗

提到辐射,大家首先想到的可能会是核电站、核武器、核泄漏,觉得辐射是件虽遥远但很可怕的事情,其实不然,我们身边的辐射随处可见。比如说,阳光就是一种天然辐射,适当的阳光照射对人体是有益的,帮助人体合成许多必需的营养物质,但过度的阳光照射也会引起损伤。另外,人类无时无刻不在接受着其他各种天然射线的照射,如宇宙射线,在陆地上的土壤、岩石、水和自然界中的各种射线,这些辐射对人类几乎没有什么危害。

医学上应用的核素分为两大类:一类是稳定存在的原子核,不会自发地发生核内成分或能级的变化,或发生概率非常小,这类核素称为稳定性核素;另一类原子核为不稳定性原子核,不稳定的原子核能够自发地转变成别的原子核或者发生核能态变化,在这个过程中伴有各种射线的发射,这类核素称为放射性核素。

核医学针对甲状腺疾病的诊疗所用到的核素是放射性核素。放射性核素具有一定的放射性(也即辐射性),我们正是应用了放射性核素的原子核自发放出射线而转变成另一种原子核的过程,来进行疾病的诊断与治疗。

既然有辐射,很多人会有顾虑,担心对身体有影响,其实大可不必。作为医学应用上的放射性核素,其使用方法和剂量都是有严格的操作规范的;同时,任何检查与治疗都是经过专业人员判断后认为利远远大于弊才决定实施开展的,非必要不进行,这也保证了接受辐射的必要性和合理性;当然,在核素检查和治疗的过程中,遵从必要的辐射防护指导,减少不必要的辐射,也是至关重要的。

对于辐射,我们要客观地去审视它,而不是谈"核"色变。一方面利用它辐射的作用为患者解除病痛,另一方面尽可能降低辐射带来的影响,减少对身体的损害,而这些都可以交给我们专业的医生团队!

第三节 ⊕ 中医对于甲状腺癌的认识

古人对甲状腺疾病早已有所认识,《庄子·德充符》中就有"瘿"这个病症命名,即指甲状腺疾病。中医传承千年,经过淬炼,对甲状腺疾病认识颇深,中医治疗该病尤具独特之势。在甲状腺癌的诊治中,也发挥着重要的作用。

（一）中医治疗甲状腺癌的总体原则

甲状腺癌总体属于本虚标实之症，或"因虚致实"或"因实致虚"，故其总体治疗原则为"扶正祛邪"。同时，在治疗上遵循"治病必求其本"及"整体观念"的原则，进行辨证论治，并根据疾病的不同阶段多种治法兼夹使用，主张初期宜攻、中期宜攻补兼施、末期宜补的三阶段诊疗理论，注重调整机体气血阴阳平衡以恢复脏腑功能。对于晚期甲状腺癌注重姑息疗法，"攻补兼施，以补为主，以平为期"，以求"带瘤生存"或"带瘤长寿"。

（二）中医治疗甲状腺癌的特色和优势

中医药治疗甲状腺癌的特色和优势主要在于调节情绪，改善相关症状，提高患者生活质量和提高综合疗效等，还有利于抑制癌症转移复发、抑制术后颈部瘢痕、减轻化疗毒副反应等作用。

甲状腺癌的治疗原则以扶正祛邪为主，具体包括疏肝解郁、活血化瘀、清热解毒、化痰软坚、以毒攻毒、养血益气、滋养肝肾、理脾温肾等。除了中药口服汤剂外，中药贴敷、膏方、针灸、足浴、食疗等特色疗法亦有着丰富的应用，体现了中医治疗方法的多样性。如：中药热敷法用于甲状腺癌术后或者放化疗后出现的癌性疼痛；针刺用于控制癌痛、抑制结节体积、改善临床症状等，有确切的临床疗效，且不良反应较小；膏方在术前、术后及放化疗的全过程应用，进一步体现扶正祛邪的精髓；中药注射液静滴、中成药口服、足浴、食疗、药酒等的应用为甲状腺癌的治疗提供了多种多样个性化的选择。

更为详细的中医诊治甲状腺癌的方法将在后篇中详解，让大家能更多地认识到中医的古今智慧。

第二章
甲状腺癌寻因篇

真"甲"说
（视频）

治病先寻因，本章内容将从生活诱因、年龄因素、饮食因素、性别因素、心理因素多方面解析甲状腺癌的病因，为患者解惑。

第一节 ☺ 揪出引发甲状腺癌的罪魁祸首

近期，胡小姐郁郁寡欢，在刚刚完成的一次体检中，被发现患有甲状腺结节，B超报告上 TI-RADS 分级为 4A 类，进一步行细针穿刺和基因检测后提示为甲状腺乳头状癌。"为什么我会得甲状腺癌呢？是我做错了什么事儿吗？"她非常懊悔地责问自己。

临床上，像胡小姐这样喜欢刨根问底的甲状腺癌患者非常多，对于到底是什么原因致使自己患癌特别纠结。事实上，现代医学对癌症发病的认识还很有限，确切病因尚未明确，下面让我们一起探秘引发甲状腺癌的罪魁祸首。

（一）不良生活方式可能会诱发甲状腺癌

事实上，甲状腺癌的病因尚未非常明确，但生活中确实有一些不良因素可能会诱发甲状腺癌的发生，需要尽量避免。目前，研究认为生活诱因可能有以下几类。

第一类诱因：饮食上碘摄入量过多或者过少

碘是甲状腺合成甲状腺激素的原动力，然而碘摄入量和甲状腺疾病的发生呈 U 形曲线关系。这是什么意思呢？就是说碘摄入过多或者过少，都可能引发甲状腺疾病。当碘摄入过少时，体内甲状腺激素合成和分泌减少，促甲状腺激素（TSH）水平升高，长期刺激 TSH 可令甲状腺滤泡增生，甚至形成结节或癌变。然而，过量摄入碘也可引起自身免疫性甲状腺炎，使甲状腺功能减退，从而可能增加甲状腺癌的发病率。

第二类诱因：颈部曾受到放射性物质照射

头颈部放射物质的照射是甲状腺癌的重要发病因素，在职业环境中易接触到电离辐射的人群中，甲状腺癌发生率明显升高；另外，有观察到儿童期曾经受过颈部放射性治疗的人，罹患甲状腺癌的概率会增高。因此，要尽量避免头颈部受到放射性物质照射，尤其在儿童期。

第三类诱因：作息不规律经常熬夜

在临床上也观察到，很多年轻的甲状腺癌患者都有熬夜、紧张焦虑、工作压力大等问题。因此，要做到劳逸结合，规律生活，避免过度劳累,保持精神愉快,学会快速化解不良情绪。

第四类诱因:维生素和矿物质的不足和缺乏

在甲状腺疾病患者中发现,体内多缺乏影响甲状腺健康至关重要的几种营养素,比如碘、维生素 D、硒、锌和铁。但是,这些营养物质的缺乏,并未产生明显的症状以支持医生做出诊断,所以常常被忽视。然而,这可能会带来更大的隐患,因为体内锌、维生素 D、维生素 A 和硒含量低,都与桥本甲状腺炎的发生有相关性。此外,ω - 3 脂肪酸和其他必需脂肪酸的不足可导致抑郁和认知功能障碍的问题。

第五类诱因:环境因素影响

现代生活环境改善的同时,也有一些看不见的环境伤害。有多种激素或重金属可以通过进入人体直接损害甲状腺,影响甲状腺激素在肝脏中的正常转化,或阻止甲状腺激素与细胞受体的充分结合,因此如果不当心接触到较多有毒有害物质也会影响甲状腺的健康。

第六类诱因:不控制体重

肥胖易引起代谢紊乱,这也会增加患甲状腺癌的风险。因此,要改善饮食结构,增加新鲜蔬菜和水果的摄入量,同时适当运动控制体重,减少肥胖,对预防甲状腺癌也有积极作用。

第七类诱因:情绪变化大

甲状腺疾病在中医中称为"瘿病",也是一类情志病。当持续存在不良情绪时,可能会诱发甲状腺疾病,甚至可以发生甲状腺癌;同时,甲状腺疾病又可能加重不良情绪,比如患有甲状腺功能亢进症的患者,常表现出易怒、烦躁的情绪。因此,在甲状腺疾病预防策略中,建议要学会自我情绪的调节。

　　总之,想要预防甲状腺癌的发生,首先要做的就是尽量避免以上几类诱因,长期建立良好的生活方式。

碘摄入量异常　　　颈部被辐射　　　经常熬夜

缺乏维生素、矿物质　环境因素影响　　不控制体重　　　情绪变化大

甲状腺肿瘤的诱发因素

(二) 是什么让越来越多的年轻人患上甲状腺癌

　　甲状腺癌可以发生于任何年龄段,且与大多数癌症一样,以老年患者居多,但是临床发现甲状腺癌正呈现年轻化趋势,为什么本被认为老年病的癌症,会越来越多地发生在年轻人身上呢?

　　从上述这些诱因我们可以看出蛛丝马迹,年轻人往往仰仗自己"年轻"的优势,相比于老年人更不注重健康的生活方式,在饮食上多食荤腥等不健康食物,作息上不规律、爱熬夜玩乐,加上工作压力较大、心情较差等,因此甲状腺癌易乘虚而入,给年轻的身体带来惨痛的代价。要特别提醒年轻人,关爱自己的甲状腺,爱护身体健康!

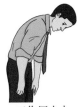

多食荤腥 　　　　工作压力大 　　　　心情较差

年轻人诱发甲状腺癌的因素有很多

第二节 ◑ 甲状腺癌　到底是不是嘴巴惹的祸

正所谓"民以食为天",每个人都需要进食,从而保证每天所需的能量。甲状腺癌的发生有内因和外因。内因主要有遗传、自身免疫情况,外因包括辐射、环境污染、饮食、营养相关因素等,两者相互作用,最终有可能导致癌症的发生。

(一) 饮食对甲状腺癌发生的影响

饮食、营养相关因素是甲状腺癌的可控风险因素,关注这些因素有助于帮助我们更"接地气"地预防甲状腺癌。

碘

碘的摄入量与甲状腺癌的关系存在争议。碘摄入量与甲状腺疾病之间呈现 U 形曲线关系,碘过量和缺乏都会对机体造成影响。我们应该合理地补碘和限碘,制订个体化碘营养补给,做到碘适宜。

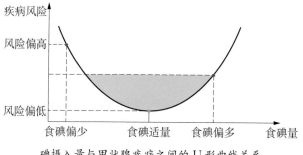

碘摄入量与甲状腺疾病之间的 U 形曲线关系

　　碘是我们人体不可或缺的营养元素之一,食用加碘食盐是控制碘缺乏病最安全而又有效的方法。根据 GB 26878—2011《食品安全国家标准食用盐碘含量》,加碘食盐的碘含量平均水平为 20～30 毫克/千克。世界卫生组织建议,每日成年人盐摄入量不超过 5 克。一般人按照这个标准,不会存在碘摄入过多的问题。

新鲜蔬菜、水果

　　水果和蔬菜是健康饮食的支柱之一,其良好的抗氧化活性可为包括甲状腺癌在内的许多癌症提供保护作用。但部分研究表明,不同类型的蔬果对甲状腺癌发病风险的影响可能有所不同,如十字花科类的蔬菜(如芜菁、甘蓝)、非十字花科类生蔬菜(如黄瓜、莴苣)、生番茄的摄入,以及柿子和橘子的摄入有助于降低甲状腺癌的患病风险。

 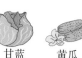

芜菁　　　甘蓝　　黄瓜　　莴苣　　生番茄　　柿子　　橘子
（大头菜）（包菜）

值得注意的是,有研究表明果汁摄入量与甲状腺癌的发病相关,原因可能是,相较于完整果实,果汁的含糖量较高。

腌制、熏制食品

世界卫生组织(WHO)国际癌症研究机构发布的"致癌物清单"(2020年版)明确将腌制食品列入一级致癌物。因为咸菜和腌制品含有较多的亚硝酸盐,虽然亚硝酸盐本身不致癌,但进入体内会和胃内的蛋白分解物结合,形成致癌物亚硝胺,增加甲状腺癌、鼻咽癌等风险。

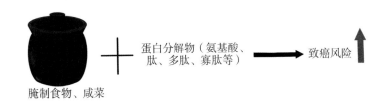

腌制食物、咸菜　＋　蛋白分解物(氨基酸、肽、多肽、寡肽等)　→　致癌风险 ↑

鱼类

鱼类和贝类中的 $\omega-3$ 多不饱和脂肪酸被认为是甲状腺功能的一种保护因子。研究者们对美国、日本、中国和欧洲的多项研究进行了汇总分析,结果显示鱼类对甲状腺功能的保护作用仅见于缺碘地区,在适碘地区并未观察到类似的益处,而在富碘地区则可能因为碘含量的叠加而对甲状腺功能产生不利影响。

综合考虑,生活在碘缺乏地区者可适当增加鱼类的摄入,生活在碘适宜地区者可正常食用鱼类,而生活在碘过量地区的人群应适当减少鱼类的摄入以达到预防甲状腺癌的目的。

红肉

红肉被国际癌症研究机构定义为 2A 类致癌物质（即可能对人类致癌），有研究显示，其摄入量与甲状腺癌的发病风险也呈正相关。因此，日常生活中建议限量食用红肉。红肉主要指猪肉、兔肉、牛肉、羊肉、鹿肉等。

硒和维生素 D

硒与维生素 D 可能有一定的抗癌活性。硒能维持甲状腺正常功能，也可能是潜在的抑制甲状腺癌的因素。维生素 D 可能通过作用于甲状腺癌细胞的增殖、分化、黏附性等从而抑制甲状腺癌的恶化进展。

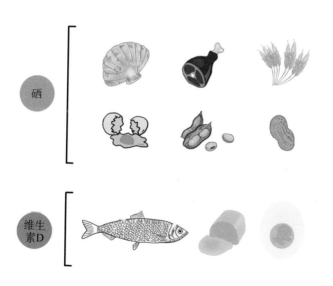

硒和维生素 D 的食物来源

元素	食 物 来 源
硒	贝壳类海产品(如牡蛎、扇贝等)、红色肉类及其内脏、蛋类、豆类、谷类胚芽、燕麦、花生等
维生素 D	海水鱼(如沙丁鱼)、肝脏、蛋黄等动物性食品及鱼肝油制剂等

综上,饮食与甲状腺癌有一定的关系。日常生活中,我们应该多选择新鲜蔬菜、水果、鱼类、富含硒和维生素 D 的食物,少选择腌制食品、熏制食品、红肉类等食物,同时养成良好的饮食习惯,注意饮食均衡和营养搭配,有利于预防甲状腺癌的发生!

(二) 从不吃海鲜怎么也会发生甲状腺结节

大家都知道,碘与甲状腺关系不一般。因此,很多甲状腺疾病患者都谈"碘"色变,很多人查出甲状腺结节时,第一反应就是海鲜吃多了。"富碘食物"并非单指海鲜。其实,这个锅还真不能简单地甩给海产品,一些调料、腌制加工食品、蛋类食物的含碘量也不低哦。含碘高的食物有以下几种。

藻类

藻类包括海带、紫菜、裙带菜、发菜等,是海鲜家族中碘含量最高的食物。比如每 100 克干海带含碘量高达 36 240 微克,在含碘食品中排名第一。

碘盐和鸡精

我国碘盐平均含碘量为每 100 克含碘 2 000～3 000 微克。

鸡精中的碘含量也很高,大约每 100 克含碘 766 微克。

鱼虾蟹贝类

鱼虾蟹贝类(含碘量)包括干虾米类(983 微克/100 克)、赤贝(162 微克/100 克)、花蟹(45.4 微克/100 克)、带鱼(40.8 微克/100 克)。

腌制食品

火腿、咸鱼、熏肉、腊肠、豆腐干或罐头食品……这些东西确实好吃,但是一般都加了大量的加碘盐,含碘量当然都不低。例如:每 100 克虾酱中约含碘 166.6 微克,每 100 克广式小香肠中含碘量约为 91.6 微克,豆腐干的含碘量亦有 46.2 微克/100 克。

蛋类

没想到吧,我们喜爱的蛋类中也含有不少碘,主要集中在蛋黄,其中含碘量相对最高的是鹌鹑蛋(233 微克/100 克),其次为鹅蛋(59.7 微克/100 克)、鸭蛋(34.2 微克/100 克),鸡蛋则相对

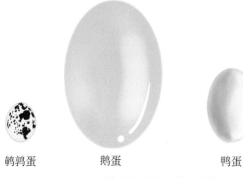

| 鹌鹑蛋 | 鹅蛋 | 鸭蛋 | 鸡蛋 |

蛋类含碘量由高到低排序

低一些,约为 22.5 微克/100 克。

此外,甲状腺结节的发病因素较多,临床研究认为可能与患者个体差异、环境因素、自身免疫、遗传因素、碘摄入量、糖代谢异常、情绪状态、工作压力等相关。甲状腺结节的患者保持合理膳食、心情舒畅、保证睡眠更为重要。

(三) 三种饮食模式与甲状腺癌的关系

甲状腺癌的发生可能与多种因素有关,包括遗传、甲状腺疾病、激素、体重指数、饮食等。由于营养素和食物之间的复杂关系,营养学家建议采用饮食模式方法来研究饮食与甲状腺癌的关系,为"饮食-甲状腺癌"之间的关系提供更崭新全面的见解。那么,不同饮食模式与甲状腺癌的发生到底有何联系呢? 以下为大家详细解答。

西方饮食模式

这种饮食的特点通常是大量食用红肉、加工肉类、精制谷物,饮用软饮料,同时鱼类、水果、蔬菜及全谷物的摄入量较低。相反地,则摄入更多动物脂肪和反式脂肪、糖和果糖,而膳食纤维和植物化学物质的摄入量较少。根据国外的研究结果:西方饮食模式与甲状腺癌风险增加约 1.8 倍相关。

中国饮食模式

为评价我国人群整体膳食质量,中国学者建立了中国健康膳食指数(China healthy diet index, CHDI),用于研究中国整体膳食质量与疾病的关系,综合评价中国人群的膳食质量。

CHDI 由 13 个指标构成,包括 9 类食物摄入量(即精制谷物、全谷物和杂豆薯类、蔬菜总量、深色蔬菜、水果、奶类、大豆类、肉蛋类和鱼虾类)、食物种类、饱和脂肪酸供能比、纯能量食物供能比和钠摄入量。最新研究发现:随着中国人群的 CHDI 增加,即高饮食质量,甲状腺癌发生风险显著降低。

此外,一项发表在 *American Journal of Translational Research* 上的相关研究显示:富含蔬菜和水果的饮食模式与甲状腺癌风险下降相关,大量淀粉类食物和甜点的饮食模式与男性甲状腺癌风险增加有关。

地中海饮食模式

该膳食结构的主要特点如下:富含植物性食物,包括谷类、水果、蔬菜、豆类、果仁等;每天食用适量的鱼、禽、少量蛋、奶酪和酸奶;每月食用红肉(猪、牛和羊肉及其产品)的次数不多,主要的食用油是橄榄油;大部分成年人有饮用葡萄酒的习惯。除了登上总体最佳饮食的榜首之外,相关临床研究表明:地中海饮食可预防甲状腺癌的发生。

总之饮食模式对于甲状腺癌的发生具有一定的影响,健康的饮食模式可预防甲状腺癌的发生。未来,对甲状腺癌患者进行个性化饮食干预具有重要意义。

第三节 ☯ 是什么原因让甲状腺癌更"青睐"女性

甲状腺癌发病率在不同人群之间具有显著差异,表现为女性发病率水平高于男性,女性与男性的比例约为 3 : 1。《2019中国肿瘤登记年报》显示:2015 年我国女性甲状腺癌发病处于高发肿瘤的第四位,年龄标准化发病率约为 0.017%;占全部恶性肿瘤发病的 8.49%,较 2014 年的 7.5% 上升了 13.2%。

甲状腺癌之所以"偏爱"女性,这是与女性的生理特征、心理性格特征、遗传特征分不开的。因此,建议女性进行甲状腺癌的筛查具有重要意义,可以对疾病早发现、早治疗。甲状腺癌的发生与遗传、饮食、环境等多种因素相关,故而需要结合实际情况进行生活上的调整,做好疾病的预防。

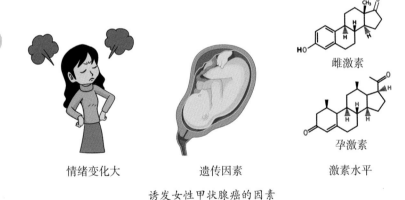

雌激素

孕激素

情绪变化大　　　　　　遗传因素　　　　　激素水平

诱发女性甲状腺癌的因素

(一) 女性特有的生理特征

女性甲状腺癌发病率自青春期开始急剧上升,一般在 40～49 岁达到高峰,在绝经后下降。大量流行病学研究显示:甲状腺癌的发病率与月经周期、初潮年龄、更年期年龄、怀孕次数、人工绝经和流产有关。基于这些与女性生殖因素相关的特点推测，甲状腺癌可能与雌激素有密切的关系。雌激素是甲状腺良性和恶性细胞的有效生长因子，这可能就是甲状腺结节和甲状腺癌患病率存在性别差异的最主要原因；雌激素还参与了调节对甲状腺癌结局至关重要的血管生成和转移过程。目前，有许多研究发现服用避孕药是甲状腺癌的危险因素，而避孕药的主要成分就是孕激素和雌激素。

（二）更易受情绪困扰的心理特征

女性更容易受情绪困扰。不良情绪是导致许多甲状腺病加重的重要因素。面对生活、工作、家庭的压力，或严重的精神刺激时，结合女性更为感性的因素，其情绪波动大，比男性更容易出现免疫调节异常，更容易诱发甲状腺疾病。

（三）较难抗拒的遗传特征

甲状腺疾病有一定的遗传倾向，而且遗传女性的概率大于男性。但它不是遗传病，没有家族史的人也可能患病。如果有家族史，定期检查就是最好的方法，甲状腺癌如果发现及时，治疗成功率比较高。

第三章
甲状腺癌诊断篇

可能很多患者都遇到过这样的情况,检查做了一个又一个,验血、B超、CT一个未落,等待检查报告的时间又急又无奈,为何不能只做一项检查就告诉我到底患了什么病,接下来我该怎么做呢?

事实上,无论何种疾病,在治疗前进行明确诊断都是非常重要的。对于甲状腺肿瘤来说,明确性质,认清本质,对后续治疗方案的选择尤为关键。甲状腺肿瘤的诊断需要联合多种检查方法,每一项都有其价值。

第一节 ☯ 甲状腺的影像检查为何首选超声

超声检查是筛查甲状腺疾病的首选影像检查,那超声在诊断中的优势到底有哪些呢?

(一)目前常用超声检查的类型

不少做过超声检查的患者听到过"灰阶超声""彩超"这些

词,是什么意思呢？这其实是两种不同类型的超声。

灰阶超声,是超声影像技术的重要组成部分之一,也称为黑白超声、二维超声、B型超声或B超,是以回声的不同黑白明亮度反映组织器官的解剖结构和层次。灰阶超声无创伤、操作方便、可重复性高、经济实惠,可为临床医生提供许多重要信息,是日常疾病诊断、健康筛查不可或缺的一项检查。

彩超全称是彩色多普勒超声,是一种利用多普勒效应对组织和体液(通常是血液)的运动进行成像的医学超声检查。在B型超声基础上,彩超可同时显示脏器及管腔内的血流方向、速度等信息,是在日常诊疗过程中经常应用到的一项超声技术,尤其在心脑血管系统的疾病检查中具有不可或缺的作用。

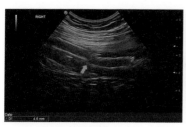

B超　　　　　　　　　　　彩超

(二) 甲状腺做超声检查的意义

由于甲状腺是一个表浅的器官,超声可以很方便地探测到,加上超声检查有别于X射线及CT检查,是应用超声波进行成像,超声波是一种机械波,对人体是没有辐射或其他危害的。因此,超声是临床中最常用于筛查甲状腺癌的检查方式之一,对甲状腺进行超声检查,可无害地观察甲状腺大小、有无结节、有无淋巴结肿大、血管供应情况等。

甲状腺可以频繁做超声吗

由于超声检查无创、无辐射,因此多次进行甲状腺超声检查,对人体没有危害。通常有甲状腺疾病病史或家族史,或体检发现甲状腺异常的患者,可根据病情及医生建议进行规律甲状腺超声随诊。当然从治疗或监测的角度来讲,过于频繁进行甲状腺彩超的检查,虽没有危害,但也没有过多的用处或临床意义。

甲状腺结节多久做一次超声检查

甲状腺结节根据病理可分为良性及恶性结节。如良性结节,可一年进行一次常规的甲状腺超声检查。如为恶性结节或者手术后的患者,根据临床医生的建议,可能需要增加检查的频率,一般 3～6 个月检查一次,在检查中,主要需要确定是否存在甲状腺癌的复发或淋巴结转移。

(三) 甲状腺超声检查前需要做什么

说起超声,不少做过这项检查的患者都会想到"空腹"!但这只是针对消化道疾病的患者,做甲状腺超声通常是不需要空腹的哦!因为甲状腺超声一般是使用超声探头放在颈部进行扫查的。但做甲状腺超声前还是需要做一些必要的准备,以便检查。

充分暴露颈部 进行甲状腺超声检查虽不需要空腹,但需要尽量避免穿高领上衣,不戴项链,能充分暴露颈部。如有甲状腺相关的检查、检验报告也可一并携带,方便检查医生进行综合评估。

摘除项链　患者如果戴有项链,在检查前最好摘下。这一方面是因为项链可能会影响检查医生的操作,导致图像不清晰;另一方面是考虑到检查时应用的耦合剂也可能会弄脏项链,增加清洗的麻烦。

超声检查后没有特殊需要注意的事项,但是也有患者会问检查时脖子上涂抹的东西是什么呢? 会不会对人体有伤害?

做超声检查时会在检查部位涂抹耦合剂,是由新一代水性高分子凝胶组成的医用产品,它的酸碱度为中性,对人体无毒无害。在超声检查时将耦合剂涂在皮肤表面可作为介导将探头与患者体表之间的微小空隙完全填充,避免微小空隙影响超声的穿透性,从而利于提高成像时的清晰度。另外,耦合剂还能湿润皮肤,使探头与皮肤之间的声阻抗差减小,有利于超声探头滑动。

(四) 超声影像中异常的甲状腺是什么样

通过超声,我们可以发现甲状腺结节。下面就让我们一起看看结节在超声中的表现。

什么样的甲状腺结节长得不好

甲状腺结节指的是甲状腺内的肿块,近年来随着大家健康意识的提升以及高分辨率超声仪器的普及,在体检中发现甲状腺结节是十分常见的。甲状腺结节可以单发,也可以多发,较小的良性结节仅需定期随访及复查即可。对于甲状腺结节增长迅速，体积较大，以及行甲状腺彩超检查时其形态异常、微钙化明显或周边界限不清时，需要进一步行甲状腺结节穿刺活检病理学检查，明确其性质。

甲状腺的恶性结节在超声检查时可观察到一定的特征，如表现为实性结节；内部回声呈低回声或极低回声；纵向生长，往往纵横比大于1；边缘不规则或呈分叶状，甚至侵犯至甲状腺包膜外；内部可看到微钙化。

颈部淋巴结肿大都是不好的吗

在做甲状腺检查的时候，一般还要观察颈部淋巴结。颈部的淋巴结是机体的重要免疫器官之一，是接受如病毒、细菌等外部抗原刺激后产生免疫应答的场所之一。颈部淋巴结属于浅表淋巴结，其正常直径一般在5毫米以内，表面光滑柔软，与周围组织无粘连，无压痛。当颈部淋巴结肿大时，大多数情况下都属于反应性的增生，可能由口腔、咽喉部的炎症引起，这种情况下可以针对原发的炎症进行治疗或者注意休息、多饮水，定期复查即可。颈部的淋巴结也有可能出现恶性的病变，这种情况下就需要穿刺活检来进一步通过病理明确诊断后进行后续治疗。

（五）甲状腺超声报告解读

甲状腺超声检查结束，医生就会出具一份检查报告，拿到报告的那刻是不是特别的紧张害怕？不要紧张，我们来教你解读甲状腺超声报告。

甲状腺结节低回声是什么意思

甲状腺结节低回声是说明结节的回声低于周围正常的甲状腺组织。在超声表现中,低回声是甲状腺癌的一个特征,但也并不表明所有的低回声结节都为癌。因此,患者也不需要过分焦虑,有需要时也可通过穿刺活检来明确诊断。

甲状腺结节钙化都是癌吗

检查到甲状腺结节钙化并不一定代表癌,一部分的钙化可能是由于甲状腺坏死细胞蜕变后形成的钙盐沉积。一般的甲状腺结节钙化可分为粗大钙化、蛋壳样钙化和微钙化。出现粗大钙化或蛋壳样钙化,表明甲状腺结节是良性的可能性较大;微钙化则是甲状腺癌的一个重要特征。

甲状腺结节形态不规则都是不好的吗

不一定,单纯的甲状腺结节形态不规则不能说明其有恶变,通常需要结合其他的指标进一步综合评估,如血流信号是否丰富,边界是不是清楚,有无纵向生长,有无侵犯包膜,有无微钙化等,必要时甚至需要进行穿刺病理检查明确诊断。

甲状腺弥漫性病变怎么理解

弥漫性甲状腺病变是超声下对甲状腺的一种描述,常见的双侧甲状腺弥漫性病变有桥本氏甲状腺炎、毒性弥漫性甲状腺肿、单纯性甲状腺肿等。当超声报告弥漫性甲状腺病变时,要结合甲状腺功能检查,比如:桥本氏甲状腺炎的血清甲状腺过氧化物酶自身抗体(TPOAb)和血清甲状腺球蛋白抗体(TgAb)常明显增加；毒性弥漫性甲状腺肿时血清 T_3、T_4 升高，TSH 降低，促甲状腺激素受体刺激性抗体（TSAb）阳性等。明确病因后，再针对性地选择治疗方案。

甲状腺结节 TI‐RADS 分类是什么意思

TI‐RADS 是什么意思呢？其实，它是甲状腺影像报告和数据系统（thyroid imaging，reporting and data system）的英文首字母缩写，是依靠甲状腺结节的一些超声特征，对其进行恶性风险度分级，为临床后续治疗提供依据的一个评估体系。

TI‐RADS 系统目前国际上还没有完全统一，各国依据自身患者人群情况，有自己的版本，诸如美国、欧洲、韩国、中国等都有着不同的版本。下面我们就来认识一下我国的 TI‐RADS 分类系统。

（1）一张表告诉你结节的恶性风险度。

中国版 TI‐RADS 分类系统（C‐TIRADS）里结节的典型良性特征主要是浓缩胶质回声（伴彗星尾伪像的点状强回声）。结节的可疑恶性特征如下：①垂直位生长（纵横比＞1）；②微钙化；③极低回声；④单纯实性回声（特别是以低回声为主时）；⑤边缘不规则或甲状腺外侵犯。

以上每个恶性特征计 1 分，良性特征计分－1 分，根据结节出现的不同特征的累计分值来判断 TI‐RADS 的类别，一共分为 6 类结节，其中 4 类里又可以进一步细分为 3 个小类（4A、4B、4C），不同的类别代表着结节不同程度的恶性风险（见下表）。

不同分类的恶性风险

C－TIRADS 分类	分值	恶性率/%	恶性风险
TIRADS 1	无分值（没有结节）	0	肯定良性
TIRADS 2	−1	0	肯定良性
TIRADS 3	0	＜2	基本良性
TIRADS 4	1～4	2～90	可疑恶性
TIRADS 4A	1	2～10	低度可疑恶性
TIRADS 4B	2	10～50	中度可疑恶性
TIRADS 4C	3～4	50～90	高度可疑恶性
TIRADS 5	5	＞90	基本恶性
TIRADS 6	已经穿刺活检证实为恶性结节	100	肯定恶性

（2）不同类别的 TI－RADS 应对方法不一样。

那么,看到自己超声报告里不同类别的 TI－RADS,我们接下来该怎么做呢?

TIRADS 1 类:甲状腺内没有结节

不需要处理结节相关问题,每年定期体检就可以(需要说明的是,没有结节不等于没有甲状腺功能问题,如果血化验提示甲状腺功能有问题的,则按照功能异常进行处理)。

TIRADS 2 类:肯定是良性的结节

处理主要看结节的大小和位置,一般 2 厘米以内的 2 类结节不需要任何处理,每年常规复查甲状腺超声就可以。如果是 2 厘米以上的,或者有引起压迫症状或局部有鼓起一个小包影响美观的,基本上通过超声引导下的消融或硬化等微创治疗也就能解决问题。

TIRADS 3 类：基本良性的结节

处理方案基本同 TIRADS 2 类，当然，如果是首次发现 3 类结节的，随访时间可以稍微缩短些，可以半年左右先复查一次，如果半年的复查没问题的话，接下来再每年常规复查就可以。

TIRADS 4 类：可疑恶性的结节

其中，4A、4B、4C 细分类的区别主要在于恶性风险的概率。经常会有患者来问："我上次是 4A 类，这次变成了 4B 类，是不是病情有进展了，现在变成恶性了？"其实不是这么回事，不管是 4A 还是 4B，都只是说明一个概率问题，因为超声没办法直接判断良性或恶性，所以只能通过一些超声的特征来说明恶性的风险会更高一些。但对于这个结节来说，其实要么是良性，要么是恶性，所以无论 4A 还是 4B，都有可能是良性也有可能是恶性，只要结节的大小、数目没有变化，仅仅分类的变化，更多的原因是给你做检查的超声医生的判断不一样而已，并不能说明疾病已经进展了。因此，大家不必太纠结 4A、4B 或 4C，最主要是碰到 4 类结节该怎么处理。一般来说，4 类结节首先需要做一个穿刺活检，特别是 1 厘米以上的，如果靠近包膜区域的，则建议 0.5 厘米以上的也最好能做个穿刺。当然，如果仅仅 0.5 厘米以下的，即使是 4 类，也可以先不用穿刺，3～6 个月复查就可以。

TIRADS 5 类：基本恶性的结节

尽管是基本恶性，但仍然有一定可能是良性的，其处理方案也是同 TIRADS 4 类，一般都是先穿刺，根据穿刺结果再决定治疗方案。

TIRADS 6 类：已经被穿刺明确是恶性的结节

其处理方案如下：如果 1 厘米以上的恶性结节，首选外科手术治疗；如果是 0.5～1 厘米的恶性结节，可以选择外科手术或超声引导下的微创消融治疗；如果是 0.5 厘米以内的恶性结节，可以选择动态观察，也可以选择消融治疗或手术治疗。

（六）弹性超声对甲状腺结节的诊断价值

超声弹性成像是超声技术的一种新应用形式，它主要利用组织的弹性模量与病灶生物学特性的相关性进行成像，最早在 1991 年被提出。超声弹性成像通过对组织施加一个外部或内部的压力，利用超声成像方法，结合数字信号处理或数字图像处理技术，估计出组织内部位移、应变、速度等参数的相应变化，间接或直接得到组织内部的弹性模量等力学属性的图谱分布。

什么是甲状腺弹性超声

在甲状腺应用上述超声弹性成像技术，可借助图像色彩反映甲状腺的硬度。以往临床医生通过触诊定性评价和诊断肿块，其基础是组织硬度或弹性与病变的组织病理密切相关，甲状腺的弹性超声则能够更加准确、更加客观地对肿块的软硬度进行评价，从而辅助诊断。

弹性超声对于甲状腺结节的诊断有价值吗

弹性超声通过弹性成像技术，可客观地反映所测甲状腺结节的软硬度，而结节的组织硬度与病变组织的病理类型密切相关，因此具有一定价值。近年来国内外多个研究文献都表明，弹性超声能有效鉴别诊断甲状腺良恶性结节。

（七）超声辨别甲状腺结节良恶性

在超声辅助下可以完成更多更精确的诊断与治疗，比如超声造影、超声引导下的细针穿刺。

什么是超声造影

超声造影又称声学造影，是利用造影剂使后散射回声增强，明显提高超声诊断的分辨力、敏感性和特异性的技术。甲状腺的超声造影可以显示甲状腺结节的微循环血流供应情况，并提供灌注信息的定量分析，提供更多的诊断信息，是一种鉴别甲状腺结节良恶性的新方法。除此之外，超声造影还可以用于甲状腺结节消融术中及术后疗效的评估，在提高消融手术的治疗效果方面具有较大的临床价值。

甲状腺细针穿刺怎么操作

甲状腺细针穿刺大多在超声引导下进行，术前患者需要进行抽血检查，确保无凝血、感染等问题后即可准备穿刺。患者平卧，由助手进行常规的消毒、铺巾工作，随后进行局部麻醉，确认安全的进针路径后，医生应用细针穿刺进入结节内，抽取一定的细胞进行病理活检。

另外，甲状腺结节多模态影像也将成为未来发展的趋

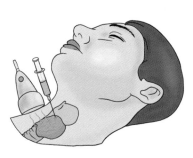

甲状腺穿刺

势。多模态影像是指应用多模式影像,如超声、MR、CT、PET等影像手段进行检查,不同模式影像各自成像,不同模式图像可以互相配准、融合。在肝脏疾病的诊断中,融合的多模态影像已有了较广泛的应用,而在甲状腺结节的诊断中,多模态影像模式仍处在研究和探索中。以超声为基础,结合其他影像设备及病理基因组学的多模态诊断,能大大提高甲状腺疾病诊断的准确率,为临床提供精准的决策信息。

第二节 ☻ 穿刺及病理诊断对甲状腺癌诊治的意义

目前,甲状腺结节在大于 50 岁的人群中发生率超过 60％,而患者普遍关心的问题是"结节是良性的还是恶性的?"为了进一步判断结节的良恶性,需要做一些其他检查。医生会建议部分患者做甲状腺结节的穿刺。

(一) 病理学医生眼中的甲状腺癌

我们常人眼中的甲状腺癌,它就是个"恶魔",那在病理学医生的眼中,甲状腺癌到底是怎么样的呢?

为什么会存在不同类型甲状腺癌

甲状腺癌细胞的起源不同决定了癌的类型不同。甲状腺组织主要由甲状腺滤泡细胞和 C 细胞组成,二者分别分泌甲状腺素和降钙素。通常所说的甲状腺癌,是指甲状腺乳头状癌、滤泡癌、髓样癌和未分化癌。其中，约 95％的甲状腺癌起源于甲状腺滤泡细胞，分别是甲状腺乳头状癌、滤泡癌和未分化癌。而甲状腺髓样癌起源于滤泡旁的 C 细胞，兼具神经细胞和内分泌细胞的特点，属于一种神经内分泌肿瘤，其独特起源也决定了其临床表现和治疗措施与甲状腺滤泡细胞源性肿瘤完全不同。滤泡上皮与滤泡旁细胞混合性肿瘤十分罕见，同时含有滤泡上皮与滤泡旁细胞来源的肿瘤细胞在组织来源上是否作为一种独立的甲状腺肿瘤尚有争议。甲状腺淋巴瘤是最常见的甲状腺非上皮来源肿瘤，可独立发生于甲状腺，亦可为全身淋巴系统肿瘤的一部分。甲状腺肉瘤、继发性甲状腺恶性肿瘤等在临床中较少见。

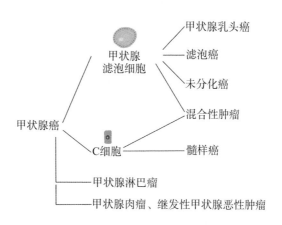

不同类型甲状腺癌的细胞中发生了怎样的变化

不同类型的甲状腺癌起源不同，分子改变特征及发病机制不同，发生发展方式和生物学行为不同，而对应的组织形态和临床表现也会不同，治疗方法及预后也有明显差别。如甲状腺乳头状癌是最常见的滤泡上皮起源的甲状腺癌，具有两种主要形态特征,即乳头状和核特征,沙粒样钙化较为常见,主要位于淋巴管或间质。甲状腺滤泡癌是甲状腺滤泡细胞来源的癌,缺乏甲状腺乳头状癌核型特征,通常有包膜,呈浸润性生长。此外,同类型癌中,也会存在差异,出现不同的亚型。而不同类型甲状腺癌中的分子、细胞、组织改变也为诊断和治疗提供了依据。

甲状腺癌是怎样发生发展的,怎样体现在病理报告上?

癌细胞由于积累了许多有害的基因改变,如基因的位点改变、缺失或重复等,造成癌基因激活、抑癌基因失活等,使细胞生长和增殖调控异常,最终导致了癌的发生。病理报告上,一些免疫组织化学和分子检查的结果可以表征肿瘤的发生发展路径及其可能的生物学行为。如 BRAF 基因 V600E 突变是甲状腺癌中一个著名的基因突变,BRAF V600E 突变破坏了 RAS 激酶的非活性构象,使其自身蛋白活性提高了 500 倍,最终导致 BRAF 蛋白形成异二聚体,进而促使 RAF-MEK-ERK 信号级联被激活,产生细胞恶性增殖并抑制肿瘤细胞的凋亡。甲状腺乳头状癌常见此类型的突变。而 RAS 基因突变后的编码产生的 RAS 蛋白持续处于活化状态,会进一步刺激细胞生长、增殖和分化,阻碍细胞的凋亡,从而促进癌的发生发展。RAS 基因的突变多见于甲状腺滤泡癌,在甲状腺乳头状癌中也有发现。除上述经典的突变基因及通路外,还有例如 RET/PTC 重排、TERT 启动子、PTEN 突变、PIK3CA 突变、TP53 突变、cMYC 突变、错配修复基因和组蛋白甲基转移酶途径中的突变等,都与甲状腺癌发生发展、侵袭、转移等恶性生物学行为有关。而对于一些临床上不能被明确诊断的甲状腺结节,则需要通过测序等分子检测手段发现这些基因突变,与相应的临床病理学特征联系起来明确诊断，并联合指导治疗、预测预后。

如何从病理的角度评价甲状腺癌的严重程度？

根据术后病理结果可获得病理分期（TNM）从而决定甲状腺癌的严重程度。病理分期有严格的评级标准。其中 T 分级根据癌大小及对于周围组织器官侵犯情况界定。由轻到重，分为 T1～T4 四级，其中也会按不同情况进行细分。N 分级根据淋巴结转移情况界定，N0 为无淋巴结转移证据，N1 则代表存在区域淋巴结转移。M 分级根据有无远端转移情况界定，即存在（M0）和不存在（M1）远端转移。根据 T、N、M 分级情况，可以最终判定甲状腺的病理分期，由轻到重，分为 I～IV 期。此外，还会根据分化程度判断癌的恶性程度。癌细胞分化程度越高，其形态越接近正常细胞，恶性程度越低；反之，则恶性程度越高。

（二）发现甲状腺结节　一定要做穿刺吗

什么是甲状腺穿刺？一旦发现结节都需要做穿刺吗？从报告中又能发现什么呢？且听我们细细道来。

细针穿刺活检　让甲状腺癌无所遁形

甲状腺穿刺，医学上一般多指"甲状腺细针穿刺活检"，这是病理活检的方法之一。目的是从可疑甲状腺结节中取出一些细胞，以便在显微镜下观察这些细胞是否恶变，从而判定结节的良恶性。该检查是目前诊断甲状腺结节良恶性的首选方法，是安全、有效和可靠的。

甲状腺细针穿刺活检的应用提高了甲状腺恶性结节的检出

率,降低了良性病变的手术率,使得甲状腺结节的临床处理更加合理和高效。另外,还可用于诊断甲状腺周围淋巴结是否存在转移。

何时需要做穿刺

并不是所有的甲状腺结节都需要进行穿刺检查,只有当存在异常提示或被怀疑有恶性可能时,医生才会建议进行穿刺,这些异常情况包括颈部检查可触及结节、伴随相应的临床症状、颈部明显肿大、周围存在异常淋巴结、超声检查异常等。

穿刺怎么做,很疼吗

有少部分患者担心穿刺会很疼,因此对这项检查产生抗拒心理,应该说在穿刺过程中仅会有轻微不适感,但这种不适一般是可以忍受的。

甲状腺穿刺具体操作方法是将一根很细的针,通过触诊或在超声引导下穿入皮肤,刺入甲状腺可疑病变结节内,通过负压

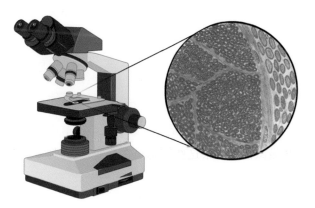

甲状腺穿刺细胞分析判断结节性质

抽取结节中的细胞;之后将细胞进行涂片、固定和染色,由病理医生在显微镜下观察细胞形态,并在必要时进行基因检测,对目标病灶结节性质做出判断。

穿刺报告可以提示哪些信息

穿刺报告结果的判读是由专业的病理医生完成的,报告一般于当天或第二天早上即可查询。穿刺细胞的良恶性一般可以分为以下几个类型:癌细胞、良性(不是癌症)细胞、可疑癌细胞、不能明确诊断意义。

甲状腺细针穿刺活检细胞学的病理诊断一般采用Bethesda报告系统(见下表)。该系统将诊断分成六个等级,不同级别的结节有高低不等的恶性风险,并有相应的临床处理建议。Bethesda报告系统使得甲状腺结节的临床处理更加规范和个性化。

Bethesda 报告系统

级别	诊断分类	恶性风险	通常临床处理
I	标本无法诊断或不满意	5%～10%	重复穿刺活检
II	良性病变	0～3%	临床和超声随访
III	意义不明确的细胞,非典型病变或意义不明确的滤泡性病变	10%～30%	重复穿刺活检、分子检测或手术治疗
IV	滤泡性肿瘤或可疑滤泡性肿瘤	25%～40%	分子检测、手术治疗
V	可疑癌	50%～75%	手术治疗
VI	癌	97%～99%	手术治疗

为什么标本会无法诊断或不满意？这种情况有可能是因为标本中仅有囊液、标本几乎无细胞，或者血液遮盖、凝固假象、干燥假象等，使得穿刺样本无法达到诊断的需求，需要再次穿刺活检取样。

甲状腺哪些病变是良性的？甲状腺良性的病变常见有良性滤泡结节（包括腺瘤样结节、胶质结节等）、慢性淋巴细胞性甲状腺炎、肉芽肿性（亚急性）甲状腺炎等。

甲状腺癌有哪些？甲状腺癌有不同病理类型，包括甲状腺乳头状癌、甲状腺髓样癌、低分化癌、未分化（间变性）癌、鳞状细胞癌、混合性癌、转移性癌、非霍奇金淋巴瘤等。

做了穿刺活检　为何还需基因检测

在 Bethesda 分类中可以看到，判读为Ⅲ～Ⅴ类的诊断结果属于不确定类型结节，且也存在着相对较高的恶性风险，从 10%～75% 不等。而临床中细针穿刺细胞学检查中可能会有高达 30% 的甲状腺结节被归类为"不确定"类型结节，这意味着病理医生不能仅仅根据细胞学形态确定这些穿刺结节的良恶性，此时常建议进一步做分子检测。

BRAF 基因 V600E 突变检测是甲状腺穿刺细胞学中最常见的基因检测，也是甲状腺乳头状癌中突变频率最高、最具诊断价值的分子改变，可见于 40%～80% 的甲状腺乳头状癌，而且有很高的诊断特异性。当细胞学中检测出 BRAF 基因 V600E 突变，强烈提示患甲状腺乳头状癌。

最后，需要注意的是，如果穿刺的细胞未见异型，也不能完全排除恶性结节的可能性，因为有一定概率在穿刺的过程中恰巧未穿刺到恶变的细胞，因此细胞学检查仍然存在一定情况的假阴性,需要结合临床综合判断。

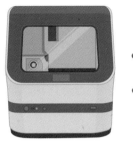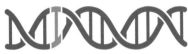

基因检测仪器

(三) 细针穿刺会让甲状腺结节变大吗

甲状腺结节细针穿刺一般在超声引导下进行。穿刺前,会进行颈部消毒。穿刺中,在超声引导下穿刺针穿透皮肤到达结节部位,吸取出结节当中的细胞组织。根据患者具体情况,可能会在结节反复穿刺,整个过程可能在数分钟至几十分钟不等。穿刺后,病理医生将对得到的细胞进行涂片、染色并在显微镜下观察细胞形态,必要时需要做基因检测,对目标病灶结节性质做出判断。细针穿刺对甲状腺损伤小,并发症概率非常低,对于患者的健康影响也小,但如果出现较为严重的不适症状应及时就医。

穿刺会不会刺激结节,让结节变大

穿刺后极少数会引起结节大小改变。如果是良性的结节也不会因为穿刺而癌变。甲状腺癌的发生与家族遗传史、肥胖、吸烟,以及接触与环境相关的危险因素如辐射暴露、阻燃剂、碘摄入及火山灰等有关。

做甲状腺结节穿刺会不会造成癌转移

答案是几乎不可能的。甲状腺细针穿刺一般选取的是直径极细的穿刺针,通过穿刺过程中产生的负压将结节的细胞成分抽吸到针芯中,因为有负压吸引一般不会漏出污染其他正常组织,而且穿刺针道需要避开血管。研究表明,因细针穿刺操作而造成的癌细胞转移是极其罕见的。另外,对于免疫功能正常的个体,体内散在游离的个别癌细胞并不能存活,只有免疫功能存在严重缺陷或低下时才可能发生。

做甲状腺结节穿刺会出血造成血肿吗

甲状腺结节细针穿刺出血原因可能为反复穿刺针道渗血或误穿血管。细针穿刺进针时一般是在超声引导下进行的,故血肿的发生率较低。穿刺伤及皮下血管极少数可引起皮肤瘀斑。通常穿刺结束后局部压迫可阻止出血进一步发展,也可酌情加压包扎、冰敷防止再次出血,但严重时需及时就医。

(四) 甲状腺生癌　为何要做淋巴结穿刺

胡小姐两年前因为甲状腺癌做了甲状腺"全切"手术,今天也摸到脖子里好像多了个"豆豆",按着还有隐隐的不适感,医生做了超声检查怀疑是甲状腺癌淋巴结转移,需要做一个颈部淋巴结细针穿刺活检。

之前我们介绍过甲状腺结节穿刺的病理检查,这一次我们再说一说颈部淋巴结穿刺病理检查在甲状腺肿瘤诊疗中的作用。

明明是甲状腺生癌，为何还要对淋巴结做穿刺

甲状腺乳头状癌是最常见的甲状腺肿瘤类型，超过一半的该类型患者易发生颈部淋巴结转移，少部分患者甚至以颈部淋巴结节转移为首发症状，与此同时甲状腺内可无明显肿瘤。

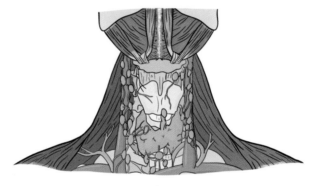

甲状腺淋巴结

甲状腺乳头状癌合并颈部淋巴结转移虽然对长期预后影响并不明显，但临床医生可根据淋巴结的转移情况制订更加个性化的治疗方案。超声影像、CT 是评估颈部淋巴结转移的常用方法，因此并非所有可疑转移淋巴结都需要进行穿刺检查。但在临床中，会有部分无法通过影像检查明确其性质的可疑转移淋巴结，这时可采用穿刺进行病理学诊断。若术前发现甲状腺癌颈部淋巴结转移，手术医师可根据转移情况决定手术范围，避免二次手术。若甲状腺癌术后患者随访过程中怀疑颈部淋巴结转移，也可进行细针穿刺活检，避免不必要的手术。

颈部淋巴结穿刺是怎么做的

颈部淋巴结穿刺过程与甲状腺结节穿刺相似，不同点在于穿刺进针的部位。颈部淋巴结穿刺标本的制片与甲状腺结节细针细胞穿刺一样，也需进行常规的涂片、固定和染色等操作步骤，穿刺细胞学结果由病理医生在显微镜下观察而得出，必要时可能还需要进行穿刺洗脱液检测或基因检测等。

颈部淋巴结穿刺的病理报告该怎么看

颈部淋巴结穿刺的细胞学报告首先会根据穿刺医生提供的穿刺部位说明穿刺淋巴结的位置。与甲状腺结节细胞学涂片不同，淋巴结穿刺的细胞学涂片常有明显的淋巴细胞背景，当背景中出现甲状腺滤泡上皮细胞时，细胞病理医生会根据与甲状腺细胞病理学相同的 Bethsda 报告系统进行判读。

此外，引起颈部淋巴结肿大的原因很多，除了癌转移，还可能为感染性或非特异性，淋巴结细胞学穿刺有一定的提示作用。由于淋巴结明显的异质性，对于是否存在转移，淋巴结细胞学穿刺诊断的敏感性并不高，这意味着穿刺细胞学没有癌细胞，并不能排除淋巴结转移的可能，最终的淋巴结转移情况还需结合组织病理学检查结果。

（五）病理诊断——甲状腺癌诊治的幕后功臣

病理诊断是疾病诊断的"金标准"，是指对活检、手术切除、解剖等方式获取的离体组织或细胞，通过病理技术处理后，借助显微镜进行观察并以分子检测为辅助进行疾病诊断。

甲状腺病变种类繁多,生物学行为也有较大区别。从良性的甲状腺腺瘤、交界性甲状腺肿瘤到恶性的甲状腺癌,对应患者的预后、治疗方案都不同。例如,当怀疑甲状腺结节倾向恶性肿瘤时或怀疑甲状腺癌淋巴结转移时,就需要通过细针穿刺活检吸取组织进行检查,这有助于术前明确诊断,为后续诊疗提供判定依据。手术切除的肿瘤组织也都会通过病理诊断来明确病变组织学类型及亚型、肿瘤大小、对周围组织的侵犯、是否有淋巴结转移、分期等,从而帮助临床医生选择合适的治疗方案以及评估预后。

因此,病理诊断在甲状腺肿瘤的早诊早筛、术前评估、明确诊断、复发风险分层、指导临床诊疗等过程中发挥着重要作用。

甲状腺肿瘤有哪些病理诊断

根据世界卫生组织(WHO)定义,甲状腺肿瘤的组织学分类主要有原发性上皮肿瘤、原发性非上皮肿瘤与继发性肿瘤。

原发性上皮肿瘤包括滤泡上皮肿瘤、滤泡旁细胞肿瘤、滤泡上皮与滤泡旁细胞混合性肿瘤。其中,滤泡上皮肿瘤又包括良性的滤泡性腺瘤;交界性的恶性潜能未定的滤泡性肿瘤、恶性潜能未定的高分化肿瘤、具有乳头状核特征的非浸润性滤泡性肿瘤、透明变梁状肿瘤,以及恶性的甲状腺癌,恶性甲状腺癌又包括甲状腺乳头状癌、甲状腺滤泡癌、甲状腺低分化癌、甲状腺未分化癌。

原发性非上皮肿瘤包括副节瘤和间叶性肿瘤、淋巴造血系统肿瘤、生殖细胞肿瘤及其他类型等。

此外,病理诊断还会判断脉管、神经、带状肌侵犯情况,甲状腺被膜受累情况,淋巴结转移和淋巴结被膜外受侵情况,以及周围甲状腺其他病变情况,也需要对肿瘤分化情况和分期进行界定。

病理科参与诊疗全过程

病理科是临床重要的科室,虽然一般不直接面对患者,但在甲状腺肿瘤的诊疗中发挥重要作用,参与了术前诊断、术中诊断、术后确诊、治疗后随访等过程。

在术前,细针穿刺活检有助于明确肿瘤性质,判断是否存在淋巴结转移,为后续诊疗方案的制订提供参考依据。

在术中,快速冰冻切片检查有助于进一步明确肿瘤类型和淋巴结转移情况,还可用于手术切缘及甲状旁腺的判读,有助于手术医师快速确定手术范围。

在术后,将手术切除标本进行病理检查,包括大体检查、组织学形态学观察、免疫组织化学检查和分子病理检测等,从而最终鉴别良性肿瘤与恶性肿瘤、原发性病变或浸润或转移,还可以通过特定的生物标记物帮助疾病分类分型、靶向治疗选择及评估肿瘤预后。术后病理检查是对肿瘤病变性质、浸润及转移情况的最终确定的重要步骤。在治疗随访的过程中,如发现存在耐药或可疑甲状腺肿瘤复发或转移灶,可借助穿刺病理来明确诊断,从而决定后续治疗方案。

需要做哪些病理检查

病理检查包括细胞学检查、组织学检查、免疫组织化学检查、分子检测等。

(1)细胞学检查　一般是指对穿刺得到的细胞进行判读,判别确定肿瘤性质。

（2）组织学检查　是指对组织进行固定、切片、染色，在显微镜下观察切除组织及细胞形态，通过其形态学特征进行病理诊断。

（3）免疫组织化学检查　是指利用免疫学技术，对切片中特定生物标志物进行定性或半定量检测，帮助对肿瘤性质做出更加精准的诊断，如确定肿瘤来源、对肿瘤做鉴别诊断等，是常规辅助手段。

（4）分子检测　一般是指对肿瘤基因层面进行的检测，不仅有助于肿瘤的诊断和分型，也在肿瘤的预测预后、个体化治疗，特别是靶向治疗方面发挥着越来越重要的作用。从更广义层面，基因检测还可筛查遗传性高危人群，便于早期预防、筛查等。

（六）甲状腺癌手术中为何要做冰冻病理

很多甲状腺癌患者发现，即便之前已经做过甲状腺的穿刺，并且已经明确为癌，但是手术时还要做术中冰冻病理，为何要做这个病理诊断呢？

术中冰冻，也称术中冰冻切片快速病理检查，是为了在手术中迅速了解病变的性质，从而做出相应处理。因术中冰冻切片前不需要对组织进行固定、脱水、透明包埋等步骤即可进行切片，所以快捷、简便、用时短。一般情况下，可在 30 分钟内完成术中冰冻病理诊断。

为何要做冰冻病理，样本都经历了哪些检查

甲状腺术中冰冻病理检查目的是对术前未做穿刺病理诊断或病理诊断不明确的甲状腺结节进行定性，以及对淋巴结有无

转移及是否侵犯其他器官进行明确，以决定甲状腺切除的术式或淋巴结清扫的范围，确定手术切缘有无肿瘤浸润，了解手术范围是否足够大，帮助识别手术中某些意外和确定可疑微小组织（如甲状旁腺等）。

标本离体后不加任何固定液，会尽快送往病理科，病理科医生核对并接收标本后会对其进行观察、取材，取得的组织用专门的包埋剂包埋后在冰冻切片机中迅速冻成硬块，切成薄片黏附在玻片上，通过染色等多个环节后在显微镜下病理诊断。

什么样的标本能做冰冻病理

并不是所有手术都需要做术中冰冻。甲状腺手术中，如果需要确定病变性质（肿瘤/非肿瘤、良/恶性等）以决定手术方案；了解恶性肿瘤的扩散情况，包括肿瘤是否浸润相邻组织、有无区域淋巴结转移等；确定肿瘤部位的手术边缘有无肿瘤组织残留等才需要做术中冰冻。手术中，医生会根据具体指征判断是否需要冰冻病理检查。

为什么穿刺病理不能代替冰冻病理

尽管细针穿刺细胞学检查是有效的术前诊断甲状腺疾病的方法之一。但细针穿刺因获得的细胞量较少而难以代表整个肿瘤的全貌，或因未穿刺到肿瘤细胞，导致出现假阴性。当甲状腺结节较小时，细针穿刺容易误穿到周围正常组织；而如果是多病灶、合并桥本氏甲状腺炎或病灶有钙化，也容易出现假阴性。此外，细针穿刺对滤泡性肿瘤的诊断也可能不准确，因为单凭细胞形态可能难以区分恶性肿瘤和良性的腺瘤。术中冰冻对结节性质的判读不仅看细胞，还要看由大量细胞组成的组织结构，因此其更具准确性。此外,对于有明确手术指征的患者,不建议常规进行细针穿刺活检,应选择术中冰冻活检,既能提高检查的准确性,又能降低患者的经济负担。

冰冻病理可以代替石蜡病理吗

术中冰冻是一把"双刃剑"。虽然它可以快速得出病变性质,但是由于取材局限,制片方式也使所得切片质量与常规石蜡切片有一定的差距,导致冰冻病理诊断报告的准确率不如常规石蜡病理诊断报告。因此,术中冰冻只能作为术中指导手术方案的参考诊断,剩余组织仍需做常规石蜡切片检查,最终诊断需以常规石蜡病理诊断为准。

(七) 切下来的病灶都要接受石蜡常规病理检查吗

原则上从患者身上切除的组织标本都必须经病理组织学检查。对于原发性病灶、可疑转移性病灶(甲状腺周围的带状肌、甲状旁腺等)、病灶切缘,高危淋巴结等样本需要进行石蜡常规检查。

什么是石蜡常规病理

常规病理又称术后病理。病理科医生将外科医生术中切除的病变组织用固定液进行固定,保存组织形态学特征清晰和稳定;然后按照取材规范进行观察和取材。病理技师将所得组织脱水,然后用石蜡包裹组织变成蜡块(包埋),使用切片机从蜡块上切出组织薄片,一般为 4～6 微米,贴在玻片上,进行染色、封片;切片出片后由病理医生在显微镜下观察后做出病理报告。

因为疾病的复杂程度不同,一些组织还需要加做免疫组化或者其他分子检查。石蜡常规病理是最终临床诊断的"金标准",还可以诊断疾病的分期分型,为临床的后期治疗提供指导。

能从石蜡病理切片染色中看出什么

病理医生可从石蜡病理切片中判断肿瘤病理类型、亚型、纤维化及钙化情况,判断脉管及神经侵犯情况,甲状腺被膜受累情况,带状肌侵犯情况,淋巴结转移情况和淋巴结被膜外受侵犯情况,以及周围甲状腺有无其他病变(如慢性淋巴细胞性甲状腺炎、结节性甲状腺肿、腺瘤样改变等)。

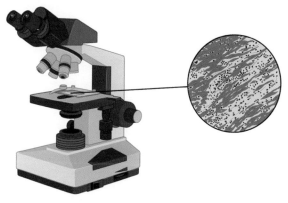

石蜡病理切片检查

石蜡常规病理报告怎么解读

石蜡常规报告中包括肿瘤病理类型、肿瘤相关情况,淋巴结转移情况,以及免疫组化结果等。

肿瘤病理诊断是病理报告的最重要部分,也是患者最关心的部分,报告了肿瘤的组织学分类及亚型,可从中知道肿瘤是良性还是恶性,以及风险的高低。不同病理类型的肿瘤后续的治疗方案及预后都会存在差异。

肿瘤相关情况包括肿瘤位置、数目、大小,是否侵犯周围组织、脉管和(或)神经,有没有合并其他甲状腺疾病等,可以辅助判断肿瘤严重程度及预后。肿瘤位置即标注肿瘤发生的部位;肿瘤数目非单发者,一般多病灶者预后较差;肿瘤大小,一般指肿瘤的最大直径;甲状腺外侵犯指肿瘤是否侵犯被膜、周围脂肪组织或甲状腺外的肌肉、气管、食管及大血管等;脉管一般指血管、淋巴管等上皮细胞围绕而成的腔隙,脉管侵犯提示可能存在远处转移的征象;神经侵犯指癌组织侵犯神经组织,通常包括肿瘤围绕神经组织生长和肿瘤组织直接生长至神经组织内两种方式。

淋巴结转移情况包括淋巴结位置、数目、大小,有没有包膜侵犯等。常写成"x/y"的格式,表示总共清扫了 y 个淋巴结,其中 x 个发现有肿瘤转移。

而免疫组化结果往往给出一串让患者看不懂的英文字母和数字组合,其实这就是细胞或组织的"身份证",表征了肿瘤的特性。

需要注意的是,病理报告主要为医生提供诊断信息,为后续治疗提供指导,因此具有专业性。患者拿到病理报告后,应就诊后由专科医生或病理医生解读具体内容,应注意避免自行解读。

(八)免疫组化检查 给甲状腺肿瘤亮出身份

免疫组化是常规的辅助检查。病理医生依据形态学难以对疾病做出准确诊断,需要对原发灶及可疑淋巴结的病理类型做鉴别诊断时,就需要做免疫组化检查,因为不同病理类型的肿瘤细胞有其病理学分子特征。病理检查还可判断预后,科研及临床验证已发现有一些肿瘤有预后相关的标志物,可以通过免疫组化检查标志物的表达情况来评估肿瘤的恶性程度及患者预后情况。免疫组化可以确定肿瘤来源,尤其当高度怀疑病灶为转移癌,可通过一些特异性标志物的检测判断原发部位。

不同患者会做一样的免疫组化检查吗

免疫组化是免疫组织化学检查的简称,用于定性或定量检测细胞或组织中的分子改变,一般对蛋白进行检测。由于细胞都表达特定的蛋白质作为"身份证",以及控制细胞的生物学行为,因此不同类型的肿瘤会具有不同的免疫组化表型,当用其抗体(相当于"读卡机器")处理组织细胞时,就会与这些蛋白质(即抗原)相结合,并通过显色剂显示出蛋白质的定位和定量,医生在显微镜下就可以据此来辅助病理诊断。

免疫组化检查的标志物多种多样,主要包括①用于判断肿瘤来源的标志物,如 CK 细胞角蛋白等上皮源性蛋白;②增殖活性与凋亡标志物,可判断恶性程度及预后等,如 Ki - 67 可表征细胞增殖状态;③治疗相关标志物,提示对放疗或药物治疗的反应;④用于肿瘤业型分类标志物等。

甲状腺手术患者并非都做一样的免疫组化检测指标。免疫组化是病理医生在结合病史并通过显微镜下组织和形态学改变的基础上,根据不同需要,如鉴别诊断等确定所需检测的指标。

免疫组化报告怎么来解读

定性方面，一般"＋"代表阳性，即存在某种蛋白；"－"代表阴性，即不含某种蛋白。

定量方面，根据病理诊断医生习惯，有的会描述为百分比表达形式的阳性比，或"＋＋＋"代表强阳性等。

免疫组织化学有助于区分不同组织起源的病变，对转移性肿瘤的识别具有重要意义。在甲状腺肿瘤中，免疫组织化学不仅可用于甲状腺髓样癌和滤泡性肿瘤的鉴别，对于性质不明的肿瘤，也有一定的辅助诊断作用。

（1）乳头状癌：细胞角蛋白19（CK19）、34βE12、甲状腺球蛋白（Tg）、甲状腺转化因子（TTF－1）、HMBE－1和半乳凝素3（Galectin－3）免疫反应阳性，但CD56和甲状腺过氧化物酶（TPO）免疫反应阴性。

（2）滤泡癌：滤泡癌的诊断主要根据肿瘤的镜下组织学特征，免疫组织化学诊断价值有限。甲状腺转化因子（TTF－1）、甲状腺球蛋白（Tg）、低分子量细胞角蛋白和Bcl－2免疫反应阳性，p53免疫反应阴性，cyclinD1低表达，p27高表达，Ki－67表达指数＜10％。

（3）髓样癌：降钙素（calcitonin）免疫反应阳性，甲状腺球蛋白（Tg）免疫反应阴性。大多数病例CEA及神经内分泌标记物表达阳性，如铬粒素A（CgA）和突触素（Syn）。

（4）低分化癌：甲状腺转化因子（TTF－1）和甲状腺球蛋白（Tg）免疫反应阳性，但Tg阳性常仅限于岛状肿瘤细胞和欠发育的滤泡，降钙素免疫反应阴性。TP53常局灶阳性表达。Ki－67表达指数增加（通常为10％～30％）。

（5）未分化癌：该类肿瘤需与甲状腺髓样癌、肉瘤及淋巴瘤等进行鉴别。肿瘤上皮样分化区域上皮细胞标记（CK）免疫反应阳性。PAX8 在 70%～80% 的病例中呈阳性。TP53 一般多弥漫阳性。Ki - 67 表达指数高（＞30%）。甲状腺转化因子（TTF - 1）和甲状腺球蛋白（Tg）免疫反应阴性或局灶弱阳性。LCA、降钙素、肌源性标记和黑色素标记阴性，这主要用于排除性诊断。

甲状腺癌种类及相应免疫组化报告

种类	CK	Tg	TTF - 1	降钙素	Ki - 67
甲状腺乳头状癌	＋	＋	＋	－	＜10%
滤泡癌	＋		＋		＜10%
髓样癌	部分＋	－			不定
低分化癌	＋	弱/局灶＋	＋		10%～30%
未分化癌	＋	－,或弱/局灶＋	－,或弱/局灶＋	－	＞30%

（九）分子病理学进一步辅助甲状腺癌诊断

分子病理学是病理学的一个分支，是最近发展起来的新兴学科，它可以进一步辅助甲状腺诊断。我们知道，人体是一个有机整体，具有特定的结构层次：分子—细胞—组织—器官—系统—人体。分子病理中一般是从基因层面检测而对肿瘤性质和特征进行甄别。基因是具有遗传效应的 DNA 片段，与人体的健康状况有着密切联系。通过分子病理学检测，能提高甲状腺恶性肿瘤诊断的准确率，早期诊断出甲状腺癌患者；确定恶性甲状腺肿瘤患者具体病理类型，并指导医生制订针对性治疗方案，从而提高甲状腺癌患者的存活率；还能评估预后复发风险。分子病理在疾病的诊断分型、指导靶向治疗和预后判断等方面发挥了巨大的作用。分子病理检测有多种技术检测手段，在对甲状腺结节诊断中常用的有定量PCR(qPCR)、原位杂交(FISH)、一代测序、二代测序等。

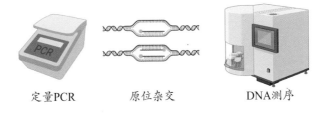

定量PCR　　　　原位杂交　　　　　DNA测序

qPCR 相关检测

qPCR是指实时荧光定量PCR。PCR(聚合酶链式反应)是一种用于扩增特定的DNA片段的分子生物学技术。可以帮助我们更好更快地判断甲状腺结节的良恶性。穿刺活检抽取的细胞、石蜡组织切片，通过DNA提取后可进行qPCR检测，并由病理医生判读结果。报告时间一般需要7～10天，但具体情况下可能会有不同。

FISH 相关检测

FISH是荧光原位杂交(fluorescence in situ hybridization)的英文简称，其原理是对穿刺标本或手术切除标本进行处理后，

拯救你的甲状腺——这个癌症并不可怕

利用荧光素标记的 DNA 探针与组织细胞中待测的 DNA 进行特异性结合,在荧光显微镜下显示基因状态的方法,主要对基因缺失、基因融合、基因扩增进行检测。已知 RET 基因位于人体第 10 号染色体,是人类发现最早的致癌基因之一,RET/PTC 基因重排是致癌的主要表现形式,主要发生在甲状腺乳头状癌。对于细胞学检查不确定的病例,可以应用 FISH 检测作为对如 RET/PTC 等分子标志物检测的辅助诊断依据,还可提示甲状腺肿瘤患者的病理类型、远处转移能力等。FISH 报告时间一般在一周左右,但具体情况下可能会有不同。

一代测序相关检测

一代测序是一种测定 DNA 序列的技术,因此可作为检测基因突变的一种手段。在临床应用上,对于细针穿刺细胞学检查仍不能确定的甲状腺结节患者,可以进一步通过该方法明确诊断,如检测 BRAF 基因突变。报告时间一般需要 7～10 天,但具体情况下可能会有不同。某些由基因突变引起的遗传性甲状腺癌患者,其直系亲属也可以选择此技术进行基因诊断,以便及时进行预防治疗。

二代测序相关检测

肿瘤发生发展往往会涉及很多基因的变异,若需要同时对这些基因进行检测,一代测序将非常耗时且成本高。而二代测序是一种高通量测序技术,可对人体全部基因(基因组)或特定一组基因同时进行检测,且准确率较高、成本较低。通过提取样本的 DNA 进行二代测序后,可以对多个基因进行基因变异的分类和解读,辅助病理诊断并制订个性化诊疗方案;还可以通过广泛分子检测搜寻罕见靶点来助力患者治疗,提供新治疗方案。此外,通过测定一些甲状腺癌遗传易感基因如 RET 基因和 MEN1 基因等还可评估疾病的遗传风险。整个检查流程可能需要 10～15 个工作日,但具体情况下可能会有不同。

第三节 ☉ CT 和 MRI 在甲状腺癌 诊断中有意义吗

CT、MRI 检查也是常用的影像检查方法,虽然它们不作为甲状腺检查的首选方法,但在甲状腺癌的诊断中仍存在一定的意义。

(一) 甲状腺 CT 和 MRI 只是起辅助作用吗

甲状腺超声检查在超声图像上不仅能够清晰显示甲状腺结节的数量、形态、边界、大小、纵横比、内部回声、血流、钙化、周围淋巴结有无转移等情况,而且甲状腺超声检查具有简单、经济、无创、无辐射、实时成像等优点。因此,甲状腺超声检查是目前诊断甲状腺疾病、判断甲状腺结节性质的临床首选影像学方法,也是临床应用最广泛的影像学方法。

甲状腺超声对甲状腺结节良恶性的诊断效能优于 CT、MRI,但甲状腺超声检查尚存在以下不足:对操作者的习惯和经验依赖性强;对中央组淋巴结、上纵隔组淋巴结和咽后间隙组淋巴结转移的评估受限;对胸骨后甲状腺病变、滤泡性结节、较大甲状腺结节及评估其与周围结构的关系受限;对孤立性粗钙化和厚壁环形钙化的判断存在一定困难。

而甲状腺CT、MRI检查能有效克服甲状腺超声检查的以上不足。甲状腺CT、MRI检查有以下优点：对操作者的经验依赖性小；可对中央组淋巴结、上纵隔组淋巴结和咽后间隙组淋巴结进行较好的观察和评估；可对胸骨后甲状腺病变、较大病变以及其与周围结构的关系进行细微观察；通过观察强化程度可对滤泡性病变进行初步判断；CT图像能清晰显示钙化灶的大小、形态以及内部结构，有利于观察环状钙化内部与周围甲状腺组织，判断病变良恶性，有利于预测孤立性粗钙化的良恶性；MRI图像能清晰显示甲状腺结节内囊变和出血等情况，MRI检查还可通过动态增强扫描、弥散加权成像（DWI）、磁共振波谱（MRS）等功能成像对甲状腺结节良恶性进行较准确评估。

另外，在进行甲状腺手术的术前评估时，甲状腺CT、MRI检查能更好地显示结节与周围组织的解剖关系，寻找可疑淋巴结时比超声更具优势。在评估较大转移灶、有周围组织侵犯的甲状腺癌时，甲状腺增强CT、增强MRI检查也具有重要的临床价值。

因此，甲状腺CT、MRI检查不推荐用于甲状腺疾病尤其是甲状腺结节的常规筛查和评估，但可作为辅助性诊断措施，用于评估甲状腺结节大小、气道受压迫情况、甲状腺结节胸骨后生长范围及超声未探测到的颈部淋巴结病变。由此我们不难看出，甲状腺CT、MRI检查在甲状腺结节的诊断中不仅仅只是起辅助作用，在一些特殊情况下仍具有不可替代的诊断价值，并不能被超声检查完全取代。

(二) 教你看懂甲状腺的 CT、MRI 报告

当患者做完甲状腺 CT、MRI 检查，拿到诊断报告时，往往会发现诊断报告上的每个字都认识，可就是看不懂报告在说什么，一脸茫然，特别是看到报告单上的"结节""肿瘤""钙化灶"等字眼，心头顿时泛起一阵凉意……那么作为非医学专业的普通老百姓，如何能够大致看懂甲状腺 CT、MRI 诊断报告，了解自身甲状腺的情况呢？接下来，我们就和大家具体说说，甲状腺 CT、MRI 诊断报告怎么看。

诊断报告包含五部分内容

一般来说，甲状腺 CT、MRI 诊断报告单分为以下五个部分。

第一部分是患者的基本信息：姓名、性别、年龄、开单科室、门诊号、住院号、病床号、放射学检查号、临床诊断、送检医师要求。

第二部分是检查部位和检查方法：甲状腺的扫描范围、扫描层厚、扫描层数、平扫还是增强扫描。MRI 扫描还会注明每次扫描甲状腺所使用序列的名称。如果是增强检查，会注明所注射的造影剂的名称、注射速率、剂量。

第三部分是放射学表现：详细描述放射科医生阅片时所看到的甲状腺及其周围组织结构的情况，包括甲状腺的位置、大小、形态、密度或信号、增强后甲状腺强化情况、甲状腺周围结构(气管、血管、神经、肌肉、骨头、淋巴结)情况。如果发现甲状腺内有结节，则会对甲状腺结节的位置、数目、形态、大小、边界、密度或信号、结节内部情况(有无囊变、钙化或出血)、增强后结节

强化情况等进一步描述。

第四部分是放射学诊断：放射科医生阅片后的倾向性诊断和建议。相对于放射学表现，放射学诊断通常比较简短。

第五部分：包括报告医师名字、审核医师名字、报告书写时间、报告审核时间。

重点关注八项内容

当患者拿到甲状腺 CT、MRI 诊断报告单时，首先要核对一下患者的基本信息、检查部位和检查方法，确定拿到的是自己的甲状腺 CT、MRI 检查报告。

其次，对放射学表现部分，患者可以主要关注甲状腺结节的数目、形态、边界、内部结构、包膜、钙化、强化情况、颈部淋巴结情况。

（1）结节的数目：甲状腺结节的数目可分为单发和多发。单发的结节多见于甲状腺癌、甲状腺腺瘤。多发结节多见于结节性甲状腺肿，也可见于多发性腺瘤及多灶性甲状腺癌。临床数据研究表明，恶性结节单发为主，良性结节多发为主。

（2）结节的形态：甲状腺结节可分为类圆形、椭圆形及不规则形。甲状腺良性结节多表现为类圆形或椭圆形，要高度怀疑不规则形的结节恶性的可能。

（3）结节的边界：良性结节一般边界清楚，如结节性甲状腺肿、甲状腺腺瘤等。恶性结节因为对周围组织有浸润、侵犯，边界大多模糊、不清晰，如甲状腺癌。

（4）结节的内部结构：依据结节内部结构不同，可分为实性结节、囊性结节、囊实性混合结节。囊性结节和囊实混合性结节大多为良性，也可为恶性。甲状腺癌大多为实性结节。

（5）结节的包膜：包膜完整则提示是良性结节，无明显的包膜或包膜不完整则提示恶性结节。

（6）结节的钙化：钙化是甲状腺结节非常重要的影像征象。粗大钙化是良性结节的特征。如果 CT 图像显示结节内有细点状或沙粒样钙化，特别是合并结节边界不清时，往往提示是恶性结节。

（7）结节的强化情况：甲状腺良性结节增强后，显示结节呈膨胀性生长，均匀强化或环形强化。而甲状腺恶性结节增强后，显示结节呈浸润性生长，与周围组织分界模糊、边缘中断，肿瘤周围呈残圈样或半岛样强化。

（8）颈部淋巴结：淋巴结构消失且多个淋巴结融合，提示有颈部淋巴结转移。

诊断结论的解读

最后，对于不是学医的患者或者患者家属来说，一般可以跳过放射学表现部分，直接看放射学诊断。放射学诊断结论非常重要，通常大家读懂结论就可以了，因为放射学表现部分有很多专业术语，主要是提供给具有专业医学知识的医生参考的。

甲状腺 CT、MRI 诊断报告的放射学诊断一般情况下有两种结果，即阴性结果和阳性结果。

第一种是阴性结果，即检查所示甲状腺及其周围组织结构正常，也就是说大家会在放射学诊断部分看到：甲状腺 CT（或 MRI）平扫检查未见明显异常，或者甲状腺 CT（或 MRI）平扫＋增强检查未见明显异常。

第二种是阳性结果，即发现甲状腺及其周围组织结构存在异常，如发现异位甲状腺、结节性甲状腺肿、甲状腺腺瘤、甲状腺结节、甲状腺炎、甲状腺癌伴或不伴颈部淋巴结转移、颈部骨质破坏等。

一定要拿着诊断报告找医生

不管甲状腺 CT、MRI 诊断报告是阴性结果还是阳性结果，患者都需要将结果告知甲状腺专科医生，因为甲状腺 CT、MRI 诊断报告只是放射科医生对甲状腺 CT、MRI 图像的描述，并不是最终诊断，所以有时候我们经常会在诊断报告里看到"请结合临床"字样。甲状腺是否正常，甲状腺到底患有哪种疾病，严重程度如何，这些都需要甲状腺专科医生结合患者的临床表现、甲状腺多种影像学检查结果以及甲状腺实验室检查结果进行综合分析，才能够最终得出准确的诊断。

因此，我们提醒大家，一旦通过甲状腺 CT、MRI 诊断报告发现甲状腺异常，不必过分恐慌，一定要拿着甲状腺 CT、MRI 诊断报告找甲状腺专科医生进行专业的解答，正确对待，保持心情舒畅，配合医生规范治疗即可！

（三）CT 诊断甲状腺结节　能辨良恶性吗

甲状腺因其实质内含碘量高、血供丰富，故在 CT 平扫呈高密度，增强扫描后强化明显，CT 图像上显示出良好的天然对比度。当甲状腺组织发生病变时，甲状腺组织内的储碘细胞被破坏，病变组织中含碘量下降，形成 CT 图像上的低密度区，因此 CT 可以应用于甲状腺疾病的诊断。

CT 不仅能够清晰显示甲状腺内结节的数目、形态、大小、密度、边界，还能够显示结节内部钙化灶的位置、形态、数目等情况，结节与周围正常组织的解剖关系，颈部淋巴结情况。

甲状腺良性结节在 CT 平扫上的征象有形态规则、密度均匀、边界清晰（与周围正常甲状腺组织分界清楚）、有完整包膜、有囊变、钙化多位于结节周边、钙化粗大、钙化呈蛋壳样或呈弧线样、多无颈部淋巴结转移，而甲状腺恶性结节在 CT 平扫上表现为形态不规则、密度不均匀、与周围组织分界不清、容易突破包膜向周边侵犯、钙化多位于结节中央、钙化细小、钙化呈砂粒样（甲状腺癌的特征性钙化）、易合并淋巴结转移。

CT 增强扫描可以更清晰地显示结节边缘是否清晰，从而鉴别甲状腺结节的良恶性。甲状腺良性结节 CT 增强后，显示病变呈膨胀性生长，均匀强化或环形强化。而甲状腺恶性结节 CT 增强后，显示病变呈浸润性生长，与周围组织分界模糊、边缘中断，肿瘤周围呈残圈样或半岛样强化。

甲状腺恶性结节颈部淋巴结转移的 CT 征象有高强化（CT 值不小于 40 HU）、淋巴结最小径与最大径的比值不小于 0.5、淋巴结内有囊变和/或微钙化、淋巴结呈簇集状改变（同组淋巴结不少于 3 枚）、淋巴结大小的阈值为短径不小于 5 毫米。

CT 作为甲状腺结节的辅助性诊断措施，具有如下优势：对操作者的经验依赖性小；可对中央组淋巴结、上纵隔组淋巴结和咽后间隙组淋巴结进行观察；可对胸骨后甲状腺病变、甲状腺内较大病变以及病变与周围结构的关系进行细微观察；通过观察强化程度可对滤泡性病变进行初步判断；有利于观察环状钙化内部、周围甲状腺组织情况，判断病变良恶性，有利于预测孤立性粗钙化的良恶性。

但是由于甲状腺对放射线比较敏感，容易受到 CT 辐射损害，同时相对超声而言，CT 检查费用较高，另外 CT 不适用于最大径不大于 5 毫米甲状腺结节、甲状腺弥漫性病变合并结节的患者，无法对淋巴结内微转移及最大径小于 5 毫米的淋巴结性质进行判断，因此 CT 不适用于甲状腺结节患者的常规诊断。特别需要注意的是，碘过敏、甲状腺功能亢进及术后短期内需要进行碘-131 治疗这几种情况不适宜做 CT 增强检查。

（四）MRI 诊断甲状腺结节　能辨良恶性吗

MRI 作为甲状腺疾病的辅助性诊断检查，在甲状腺疾病的检查中应用较少，但 MRI 检查无辐射，具有良好的软组织分辨率和空间分辨率，对操作者的经验依赖性小，并且能够多平面、多参数、多序列成像，可提供更多的功能信息和解剖信息，为甲状腺疾病的鉴别诊断、肿瘤的分期、疗效的评估和淋巴结的显示等提供重要的信息。

甲状腺 MRI 检查对于甲状腺结节的定性诊断有很大帮助，能够对甲状腺结节进行良恶性鉴别和周围组织浸润情况的评估，为临床制订诊疗方案提供可靠根据。相对于超声而言，MRI 有如下优势：可更好地显示甲状腺结节内部囊变和出血等情况；能显示超声无法探测到的淋巴结，如位于胸骨后的淋巴结和咽后的淋巴结，能更好地对中央组、上纵隔组和咽后间隙组淋巴结评估；能更好地观察胸骨后甲状腺病变、较大病变与其周围结构的关系。

甲状腺恶性结节 MRI 的典型表现如下：结节边缘模糊不清，信号不均匀，周边可有包膜样低信号影，可侵及周围组织如食管、气管、颈前肌群，也可有颈部淋巴结转移。

MRI 弥散加权成像（diffusion weighted imaging，DWI）和

MRI 波谱成像（magnetic resonance spectroscopy，MRS）是两种新型的磁共振成像技术。初步研究表明 DWI、MRS 对鉴别诊断良恶性甲状腺结节的临床价值很高，但目前 DWI、MRS 尚未在甲状腺疾病诊治中得到常规临床应用。

值得注意的是，甲状腺 MRI 检查时间长，图像质量易受呼吸、吞咽动作、血管搏动影响，对甲状腺病变内的钙化不敏感，而且价格相对昂贵，因此甲状腺 MRI 检查不如超声及 CT 检查普及，目前在甲状腺疾病的影像检查方面应用不多。

第四节 ☯ 核医学检查慧眼识别甲状腺癌

甲状腺结节在核医学科医生的眼中是有温度的，分别为"热、温、凉、冷"。那这些温度分别是什么意思呢？又怎么会出现这些不同的温度呢？下面就为你揭示温度的秘密。

（一）甲状腺结节的温度揭示了功能

超声提示甲状腺有结节，那么到底是良性的，还是恶性的呢？不少患者都有这样的困扰。有什么办法可以让恶性的结节自己现身呢？那就要靠核医学 ECT 来捕捉恶性结节的蛛丝马迹了。

核医学 ECT 给甲状腺结节上个色

核医学 ECT，也称为核素显像。它与普通 CT 不一样，是利用甲状腺可以聚集碘的特性，将含有放射性碘（或同族的核素）

的药水通过口服或静脉注入患者体内,核素随着血液循环汇集到甲状腺中,之后核素衰变时会不断地释放出伽马射线,在体外用显像设备(现在常用SPECT)对甲状腺进行成像,就会呈现出一幅五颜六色的图像。

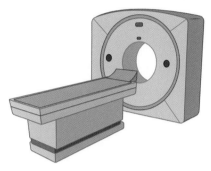 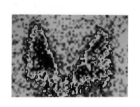

ECT(核素显像)

结节的温度提示结节性质

不同的颜色可以代表结节对于碘的摄取能力的强弱。如果图像上显示甲状腺结节变成了黄色或者还要浓烈的红色,就说明它喜欢摄取碘,我们就命名它为"温结节"或"热结节"。如果甲状腺结节变成暗淡的紫色或蓝色,说明它摄碘能力下降甚至完全丧失,我们就命名它为"凉结节"或"冷结节"。"热、温、凉、冷"并非甲状腺结节的真实温度,而是对甲状腺进行核素显像后形成的一种视觉上的温度,其本质上反映的就是结节的摄碘能力。

这里要划重点了:一般单个"冷结节"为恶性肿瘤的可能性较大,根据医学研究报道"冷结节"中肿瘤的发现率在 9.6% ～

54.5％，所以冷结节也不一定都是癌，其他良性疾患也可出现此图像，还应结合病史、体检和其他有关检查，综合分析才能做出临床诊断。

进一步判断冷结节良恶性有绝招

即便被判断为冷结节，但仍有极大的可能是良性结节。那有什么办法可以进一步明确结节的性质呢？巧了！核医学确实有绝招，即^{99m}Tc-MIBI亲肿瘤显像，它在进一步判断甲状腺冷结节良、恶性上有过人之处。

^{99m}Tc-MIBI喜欢"亲近"多种肿瘤，具有"亲肿瘤"的特性，甲状腺肿瘤也是它喜欢的。国内外研究证明人类癌细胞高摄取^{99m}Tc-MIBI，与良性细胞摄取有显著性差异。另外，因为肿瘤具有较高的增殖代谢水平，生长快和局部血供丰富也能促进^{99m}Tc-MIBI吸收增多，所以它就被用于肿瘤的阳性显像。

正是利用这种特性，通过对患者静脉注射^{99m}Tc-MIBI显影剂后采集甲状腺结节部位图像。若"冷"结节部位有异常放射性浓集，则诊断为显像阳性，即判断甲状腺结节恶性可能性大；若无异常放射性浓集，则诊断为显像阴性，即判断甲状腺结节基本为良性。

甲状腺癌^{99m}Tc-MIBI亲肿瘤显像检查是一个性价比非常不错的检查手段。它还有一些其他的优点，比如：成像非常快，成像质量也很高，且患者受到的照射剂量也很小；饮食偏好海鲜的人，不会因为摄入了太多的碘而不能进行此项检查；服用含碘药物的患者也不需要停药即可检查，避免停药带来的不利影响。

拯救你的甲状腺——这个癌症并不可怕

揪出冷结节的"假阳性"有妙招

甲状腺癌^{99m}Tc‐MIBI 亲肿瘤显像有时也存在"假阳性"的情况,对此,国内外也做过不少相关研究,以更深入地挖掘如何提高它的精准性。

目前,临床研究认为"延迟显像"能提高甲状腺癌^{99m}Tc‐MIBI 亲肿瘤显像诊断的准确性。在做甲状腺^{99m}Tc‐MIBI 显像时,一般会有两次显像。对患者静脉注射了^{99m}Tc‐MIBI 显影剂后,于 20 分钟后采集早期显像的图像,120 分钟后采集延迟显像的图像。比较两项后发现,早期显像的假阳性比例较高,而延迟显像的阳性结果与病理诊断更匹配,准确率更高。因此,延迟显像可以更好地揪出"冷"结节的假阳性,提高^{99m}Tc‐MIBI 亲肿瘤显像在判断甲状腺结节良、恶性上的准确率。

(二) 得了甲状腺癌 为何核医学检查动不动就要查全身

胡小姐被诊断出患有甲状腺癌,在外科接受手术治疗后,又辗转来到核医学科接受了碘-131 治疗。治疗及随访期间大大小小的检查做了不少,让她困惑不解的是,对于大部分检查,医生都明确告知了检查部位,比如颈部超声、胸部 CT 等,而到了核医学科却动不动就要查全身,比如碘-131 全身显像、PET 全身肿瘤显像等,有这个必要吗? 是不是检查过度了? 实际上,一次检查即可显全身正是核医学显像的特色优势,可以提供很多有价值的信息。

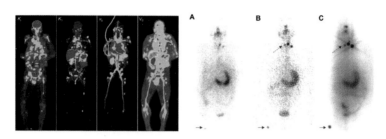

PET 全身肿瘤显像　　　　　碘-131 全身显像

碘-131 全身显像

先来了解一下碘-131 全身显像。部分残留、复发或转移甲状腺癌组织也像正常甲状腺组织一样,具有选择性摄取碘的能力。甲状腺癌术后的患者在口服碘-131 后,可定向聚集到肿瘤部位,通过核医学科的专有设备(SPECT/CT)可显示碘-131 在患者体内的踪迹,进而定位到肿瘤病灶。

由于甲状腺癌的病灶既可以位于颈部局部,也可能扩散转移到远隔的部位(如肺、骨、脑等),碘-131 全身显像恰好可通过单次检查精准定位到体内全部的甲状腺癌病灶,而不必拆分为多次、各个部位的检查。

主要目的如下:

(1)寻找和定位甲状腺癌复发或转移病灶;

(2)对于其他检查发现的甲状腺癌复发或转移病灶,可评估其摄碘能力,进而决定是否可采取碘-131 治疗;

(3)通过治疗前后的对比,辅助评价碘-131 治疗的效果。

PET 全身肿瘤显像

接下来再了解一下 PET 全身肿瘤显像。甲状腺癌灶是极其狡猾的，在其侵袭性增强、病情进展的过程中，会变得不再摄取碘，这样碘-131全身显像就不再能成功捕捉到它们。这种情况下核医学科医生依然有办法应对。

恶性肿瘤（尤其是处于进展期的肿瘤）常表现出"嗜糖"的特性，给患者注射核素（氟-18）标记的葡萄糖类似物后，通过核医学科的另一种专有设备（PET/CT）同样可以追踪和定位到全身的甲状腺癌复发或转移病灶。

主要目的如下：

（1）了解甲状腺癌复发或转移病灶的糖代谢特征，评估患者预后（阳性病灶通常预后较差）；

（2）对于血清肿瘤标记物升高而碘-131全身显像阴性的患者，能协助定位可能存在的肿瘤病灶；

（3）通过糖代谢参数的变化来评价治疗效果。

总而言之，核医学科的这两项特殊检查可谓是简单方便，一次检查即可显示全身的问题病灶，大大节约了患者的检查时间，并可为临床医生的治疗决策提供大量的关键信息。因此，临床医生会根据患者个体化的病情需求选择性应用这些检查辅助诊治。

第四章
甲状腺癌治疗篇

甲状腺癌治疗包括外科手术治疗、核医学碘-131治疗和外照射放疗等。外科手术治疗包括甲状腺全切除术、次全切术，碘-131治疗相当于内放疗，与外照射杀伤机制相似。具体治疗方案的选择，还是需要根据病情，在甲状腺专科医生的指导下进行。

第一节 ☯ 手术切除　将癌斩草除根

当甲状腺癌符合手术指征时，我们建议进行手术治疗。常用的甲状腺手术方法有大家最熟悉，同时也是临床应用最多的开放手术，即颈部正前方做手术切口和利用腔镜技术将伤口转移到隐蔽部位的腔镜手术，目前应用比较多的是在口腔、胸壁或腋下等处做小切口。传统开放手术限制较少，所有患者都可以选择开放手术；腔镜手术美容效果好，但不是所有患者都适合，要根据具体病情选择适合的手术方式。

（一）解析甲状腺癌手术的疑惑

对于手术，患者也存在不少疑惑，我们也将一一为大家解答。

疑惑一：传统甲状腺手术伤口有多大？

手术伤口多大是很多患者关心的问题，甚至有的患者会因为害怕伤口难看而延误治疗，这是万万不可取的。甲状腺本身是一个比较小的器官，无须很大的切口就能够治疗疾病，而且甲状腺位置浅表，手术操作不进入胸腔、腹腔，一般也不会影响到气管、食管，手术结束照常说话、吃饭、喝水，自行下床上厕所。手术前检查如果没有发现颈侧区淋巴结转移，开放手术切口一般在3～5厘米。如果病程比较长或者发展很快，就诊时已经出现了颈侧区淋巴结转移甚至远处转移，手术切口就会根据病情需要而延长。所以说，早发现、早诊断、早治疗是非常重要的！可能本来只需要一个小切口就能解决的问题，有可能因为拖延而变成需要比较大的手术切口才能治疗彻底，这样就得不偿失了。

疑惑二：什么样的甲状腺结节可以用消融手术？

消融治疗是目前甲状腺肿瘤治疗中常用的一种手段，它创伤小、恢复快，近年来发展迅速。根据专业指南意见，针对一些大小适宜且对患者造成一定临床症状的甲状腺良性结节（比如异物感、压迫感或影响美观）、手术后残余或复发的良性结节、接受过根治性治疗后超声或辅助检查提示孤立颈部淋巴结转移等情况,可以选择消融治疗。但是,甲状腺癌一般不宜将消融作为首选治疗方案。我们理解,大部分患者都希望治疗越微创越好,但是微创治疗不适合所有人,这里建议和专科医生沟通后再决定最适合的治疗方案,任何一种疾病的治疗,都应坚持"治病第一,功能保护第二,美容第三"的原则。

疑惑三:经口腔甲状腺手术影响吃饭吗?

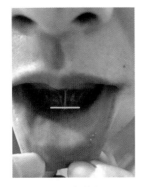

经口腔甲状腺手术的切口

经口腔的甲状腺手术是不影响吃饭的。甲状腺是浅表器官,不在口咽内部或者食管内,所以饮食、喝水都是不影响的。只要注意在伤口愈合之前,吃东西、喝饮料之后都要用漱口水清洁口腔,避免滋生细菌,造成口腔内感染而影响伤口愈合就可以了。经口腔甲状腺手术的切口在牙槽前方(如左图)。

疑惑四:经乳甲状腺手术影响哺乳吗?

腔镜甲状腺手术隧道建立在皮下,而不是从乳腺中经过,不会破坏小叶或导管。但是,由于围手术期会用到一些药物(比如止血药、抗生素、麻醉药等),可能会进入乳汁,所以住院治疗用腔镜时不建议哺乳(住院时如果涨奶的话,可以排出后弃去,不要带回去给孩子吃)。等患者顺利出院以后不需要这些药物治疗时,就可以正常哺乳了。如果是手术以后过了一段时间再怀孕、生产、哺乳,那就更加不需要担心了。另外,有些患者术后需要口服甲状腺素或者左甲状腺素钠治疗,这类药物是不影响妊娠或哺乳的,请不要随意停止服药。

疑惑五:男性可以做腔镜甲状腺手术吗?

男性是可以做腔镜甲状腺手术的,腔镜甲状腺手术的隧道建立在皮肤下面,男性一样可以选择经口腔、腋下或者胸壁的腔镜手术,做几个小切口,建立隧道,利用腔镜技术进行甲状腺手术。口腔前庭和腋下的手术切口位置与女性患者无异,但由于男性胸部结构特点,如果选择经胸壁手术,切口会有所不同,实际方案需要专科医生根据患者具体身体情况制订个体化治疗方案。

疑惑六:经腋窝甲状腺手术有什么优势?

经腋窝腔镜甲状腺手术通过从侧面打隧道到甲状腺区域进行手术,对颈前区皮下组织和肌肉的损伤较少,手术以后颈前区粘连反应较小,患者吞咽时的牵拉感觉、颈部前方皮肤的一些不适感较轻,在颈前功能区的保护上有一定优势。而且有部分病例可以采用免充气技术,无须充二氧化碳(CO_2)气体,可以避免与二氧化碳气体相关的并发症。

疑惑七:腔镜甲状腺手术为什么不普遍?

不管是经口腔前庭还是腋下路径,抑或是胸壁路径,腔镜甲状腺手术都有一定的限制条件,例如肿瘤体积太大,肿瘤浸润侵犯周围组织(比如气管、食管、颈动静脉或喉返神经)、颈部转移淋巴结相互融合、固定,颈部、胸廓、锁骨畸形或者颈部曾因烧伤原因形成疤痕无法建立腔隙等,还有凝血功能异常、全身情况不能耐受腔镜手术中充气等,这些情况都不适合腔镜手术。那具体是否可以选择腔镜手术,选择哪种路径,还是要和医生充分沟通,让医生进行全面评估之后决定。腔镜甲状腺手术的确能够避免产生颈部疤痕,但之前说过,任何一种疾病的治疗,都应坚持"治病第一,功能保护第二,美容第三"的原则,而不能为了追求美观都做腔镜手术。

疑惑八:为什么有人住院一天,有人住院一周?

术前检查　药物治疗　评估　手术　术后治疗　康复护理　出院

术前检查　手术　出院

　　这个问题就跟为什么伤口大小不同一样,主要是由每个患者的病情来决定的,这里的"病情"不仅指甲状腺疾病的情况,还与患者术前一般情况有关。如果平时身体健康,各项检查都基本正常,甲状腺疾病也是早期,手术非常顺利,术后也没有出现并发症,入院到出院在 48 小时甚至 24 小时内完成,这就是"日间手术"。如果平时身体就不好,有糖尿病、心脏病、高血压等慢性病,病情控制不好,无法手术,就需要完善检查、相关科室会诊、药物调整,这样术前时间就会增加。有的患者平时身体还不错,但是甲状腺疾病比较严重(比如有颈侧区淋巴结转移、肿瘤累及食管或气管,我们甚至遇到过一例甲状腺肿瘤长到锁骨里),手术范围比较大,那患者回到病房观察的时间也会延长几天。医生要观察有没有出现并发症,如果有的话会给予相对应的治疗，直到患者情况平稳，康复后出院。

（二）"不打无准备的仗"　甲状腺术前做好几件事

俗话说"兵马未动，粮草先行"，为了更好地应对手术，获得较佳的预后，在手术之前患者也要做些准备。那需要做好哪些准备呢？相信很多人对此都是满腹疑团。

生理准备四步走

第一步：术前一天练习"颈部过伸位"，即平躺在床上，将枕头垫在颈肩部下方，使头部呈后仰的状态。每次练习 10 分钟，酌情练习两三次即可。"颈部过伸位"的练习可以使患者提前适应手术中的体位，以便更好地配合手术的施行。

第二步：术前 8～12 小时禁食，术前 4 小时禁饮。由于甲状腺手术需要在全麻状态下施行，而全麻会引起贲门括约肌松弛，导致胃内容物反流至口咽部，严重者甚至会误吸至呼吸道，产生窒息，危及生命！因此，患者务必严格禁食禁饮，切不可因为饥饿而"偷偷"地吃个鸡蛋或喝杯水。

第三步：常规开放性甲状腺手术，手术切口是洁净无菌的，因此患者无须预防性地使用抗生素。然而，对于经口腔前庭腔镜甲状腺手术（一种手术方式），因为手术切口在口腔里，并不属于严格的无菌环境，所以我们需要预防性地使用抗生素，比如采用甲硝唑漱口、术中使用一代或二代头孢等。

第四步：练习在床上大小便；练习正确的咳嗽咳痰方式，咳的时候建议适度按压住颈部伤口，防止伤口崩裂；术前 2 周停止吸烟等。

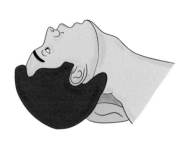

颈部过伸位

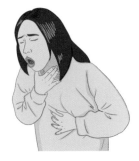

正确咳嗽咳痰

心理准备放轻松

在患者看来,手术是一件天大的事情,非同儿戏。因此,手术前患者难免会出现焦虑、紧张甚至害怕的情绪,这些都属于人之常情。但为了手术的顺利进行以及术后的康复,患者需要提前给自己做好心理建设,乐观积极地接受即将手术的事实。如果患者感到过度紧张,还可以及时向亲属或者朋友寻求心理上的帮助,尤其是曾经有过手术经历的亲朋好友,也能更好地安抚患者焦虑不安的情绪。此外,医务人员也会给予患者充分的关怀和鼓励,通过详细告知患者手术相关的事项,尽可能消除患者对手术的陌生感。若有些患者确实心理接受能力不足,我们医务人员也会将各注意事项告知患者家属,而对患者本人,则会酌情考虑略过一些容易引起情绪波动的事项。

总之,只要患者切实做好以上准备工作,医患双方彼此协作,互相信任,"战略上藐视敌人,战术上重视敌人",就一定能打赢打好这一场"甲状腺癌攻坚战"!

（三）甲状腺癌术后护理要细心

在手术后，该如何进行护理获得更早的康复呢？需要患者及家属细心做好几件事。

手术回来要"呵护"引流管

当患者做完手术，从手术室回到病房时，细心的家属会发现，患者周身连接了些许仪器和管子。其中一根流动着淡红色液体的管子，就是甲状腺术后的引流管。

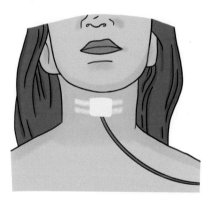

甲状腺癌术后的颈部引流管

在手术中，医生会根据患者的具体情况，按照相应的指南和共识，将病灶切除。手术是具有创伤性的操作，因此患者不可避免地会有出血。对于比较明显的出血，医生会通过缝扎或结扎来止血。但是，术区的少量渗血或渗液难以避免，只能依靠患者自身的凝血系统发挥作用。因此，术后通常会放置一根引流管，将术区的渗血或渗液引流出来。医生通过观察引流量的多少和颜色，来推测术区渗血或渗液的情况是否好转。另外，放置引流管还可以间接地反映伤口缝扎或结扎处是否牢固。

在通常情况下，一根引流管就足够了。但是，对于双颈侧区淋巴结清扫的患者，由于手术范围较大，且两边颈侧区的空间很难畅通，因此需要放置两根引流管，以保证引流通畅。

手术过程的成功纵然对疾病的治疗十分关键，但对术后引流管的保护亦不可轻视，正确的护理可以为手术的成功及患者的尽早康复保驾护航。因此，患者在术后活动时，一定要小心"呵护"这根引流管。有时候，患者可能因某些粗心的动作导致引流管脱落，这个时候也不用过于惊慌，及时告知医护人员，医护人员会针对具体情况采取一定的补救措施。

术后进食、下床慢着来

甲状腺手术时，需施行全身麻醉。虽然该手术不涉及胃肠道，但由于患者肌肉力量还没有完全恢复，因此麻醉苏醒后，不建议患者立刻进食。通常认为，在吞咽功能无异常的情况下，术后4～6小时可适当进水进食。过早的进食可能会引起误吸。有些患者术后不适感较为明显，食欲低下，不愿进食进水，这也不利于胃肠道功能的恢复。关于饮食要求，患者无须从进水、流质、半流质逐渐过渡，以清淡、易消化、营养均衡为宜。对于术后病理为恶性的患者，应减少对高碘食物的摄入，如海产品、加碘盐等。对于颈侧区淋巴结清扫的患者，还应严格执行低脂饮食，以降低乳糜漏的风险。因此，合适的进食不仅能降低患者饥饿或口渴的不适感，也会促进患者尽早康复。

患者去枕平卧4～6小时后才可下床，以预防颅压降低、呼吸道梗阻等情况的发生。起床时,应慢慢坐起,适应后再慢慢站立。切勿快速起立,以免发生直立性低血压。

保持切口的洁净

甲状腺手术后48小时可拔除引流管出院。人们不禁会问,这么短的时间就出院,伤口会不会感染或者崩开?

传统的甲状腺手术切口属于清洁切口,即医学上讲的Ⅰ类切口,围手术期无须使用抗生素。研究表明,甲状腺手术的感染率为1‰~2‰,且感染的患者往往伴有高龄、糖尿病等感染的危险因素。因此,患者无须多虑,保持切口干燥清洁即可。需要说明的是,经口腔前庭腔镜下的甲状腺手术,属于Ⅱ类切口(清洁-污染切口),围手术期会预防性地使用抗生素,所以感染风险也并不高。患者进食后,可使用漱口水漱口,以防止食物残渣的滞留,保证口腔内切口的相对清洁。

手术时,医生会把切口缝合得非常牢固,因此患者不必担心切口崩开。个别患者可能会出现皮瓣对合不齐,或由于某些因素(如糖尿病、营养不良等)导致切口愈合延迟,建议及时就医。

相对于其他大型手术,甲状腺手术恢复时间较短,一般休息2周即可。当然,具体还要视情况而定。工作较为繁重者,建议休息一个月,待"元气满满"后再上班。部分患者术后还需接受碘-131治疗,休息时间则会更长。

(四) 甲状腺癌术后复查指标正常 为何还增加药量

任何恶性肿瘤术后均需要定期随访,甲状腺癌也不例外。一方面,定期随访是为了及早发现是否复发或转移。另一方面,甲状腺癌术后通常需外源性地补充甲状腺素（左甲状腺素钠片），而甲状腺素的剂量需根据甲状腺功能来调整。每次调整剂量后 4～6 周，需再次检查甲状腺功能以评估药量是否合适。待甲状腺功能符合要求后，复查时间可根据复发风险的不同酌情放宽至每 3～6 个月检查一次。

复查指标正常为什么还增加药量

甲状腺乳头状癌和甲状腺滤泡癌属于分化型甲状腺癌，手术后需要口服左甲状腺素钠片，并根据甲状腺功能及时调整药量。

有些患者拿到甲状腺功能报告时，上上下下的箭头看得心乱如麻。有些患者的甲状腺功能报告各项指标都处在正常范围内，稍稍松了口气，可医生却说指标不合格，要求增加药量后再次检查，刚放松的心情顿时又紧张了起来。这是怎么回事呢？

分化型甲状腺癌术后外源性补充甲状腺素，一方面是为了维持正常的甲状腺功能，另一方面主要是为了抑制促甲状腺激素（TSH）的分泌。在正常情况下，TSH 可促进甲状腺激素的合成和分泌，行使正常的生理功能。但对于甲状腺癌患者，TSH 也可刺激甲状腺癌细胞的生长，导致复发。一般来讲，医生会将患者的甲状腺功能控制在亚临床甲亢或轻度甲亢状态，以便有效地降低复发风险。

但是 TSH 值并非越低越好。过度的 TSH 抑制，不仅不会带来更多的临床益处，反而会引起明显的心血管病变、胃肠功能紊乱、神经系统症状等一系列甲亢表现。

报告上的参考范围不适用于甲状腺癌患者

临床上，医生会根据患者复发风险的高低将 TSH 控制在合适的范围内。报告单上给出的参考范围是对正常人群而言的，并不适用于甲状腺癌患者。因此，没有箭头的指标未必就符合要求，有了箭头也不一定是坏事。

温馨提示一下患者朋友们，切不可根据"箭头"自行调整药物剂量，务必请专业医生指导用药。对于其他类型的甲状腺肿瘤，如甲状腺髓样癌和未分化癌，则无须 TSH 抑制治疗。

（五）甲状腺癌术后需要巩固治疗效果　怎么做

常言道："行百里者半九十"，癌的治疗也是如此。在通常情况下，与其他癌相比，甲状腺癌的预后相对较好，术后只需要进行内分泌治疗即可。但也有例外，在某些情况下，术后还需要进行其他辅助治疗，进一步巩固手术治疗效果。

分化型甲状腺癌高危复发者适宜同位素治疗

《2015 版美国甲状腺协会（ATA）指南》和《2018 版中国甲状腺肿瘤诊疗规范》明确提出，对于高危复发危险分层的分化型甲状腺癌患者，比如甲状腺癌出现明显的腺外浸润、癌肿未完整切除、存在远处转移、合并直径大于 3 厘米的淋巴结转移、甲状腺滤泡癌伴广泛血管浸润等，强烈推荐同位素治疗，即碘-131治疗。对于中危复发危险分层的患者，目前还没有定论，可以结合患者的自身情况，由专业医生和患者共同决定是否进行同位素治疗。低危复发患者一般不推荐同位素治疗。另外，甲状腺髓样癌和甲状腺未分化癌不摄碘，因此同位素治疗不适用于该类甲状腺癌患者。

放化疗仅作为补充治疗

甲状腺癌对放疗敏感度较差,作为补充治疗手段,临床上仅对一小部分患者进行放疗,比如肿瘤肉眼残存明显且不能手术切除、单纯依靠同位素治疗不能控制,或甲状腺术后残存或复发病灶不摄碘等。对于一些特殊的甲状腺未分化癌,有研究发现还可在放疗的基础上加用化疗。对于具体的适应证,目前还缺乏有力的临床证据,亟待更多的临床探索。

其他治疗依不同个体做相应考虑

靶向治疗可以使部分患者受益。比如索拉非尼可用于碘-131难治性分化型甲状腺癌患者,卡博替尼可用于晚期甲状腺髓样癌的治疗。对于某些不接受手术和放化疗的患者,也可考虑采用中医治疗。

第二节 ◍ 超声介入治疗在甲状腺癌中的应用

除了手术之外,超声介入治疗也逐渐映入大家眼帘,并应用于多种疾病的治疗,其中也包括甲状腺疾病,那么对于甲状腺癌是否适合这类治疗呢?

(一)甲状腺良性结节的消融治疗

当确诊甲状腺结节为良性时,是否需要治疗呢?通常当甲状腺良性结节体积较小,对周边气管、食管、神经等无明显压迫,且甲状腺功能无异常时,可以选择进行规律的随访复查。若甲状腺良性结节体积较大,压迫邻近的气管、食管、神经,而对正常生理功能造成影响,或甲状腺功能出现异常时,则需要对其进行治疗。当然,若结节造成了明显的外观或心理问题,也可尽早进行治疗。

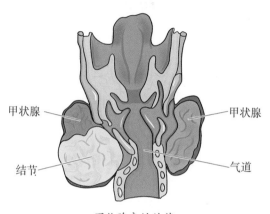

甲状腺　甲状腺　结节　气道

甲状腺良性结节

甲状腺良性结节治疗有什么方法

甲状腺良性结节的治疗大致分为消融治疗、外科手术治疗及中医药治疗。消融为新兴且微创的治疗手段,临床上最常用的方法通常包括微波消融、射频消融与激光消融。外科手术则通常应用于体积较大的良性结节切除治疗,是最传统的治疗方法。中医药治疗则通常作为其他治疗方法的辅助,常有助于患者的术后恢复。

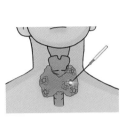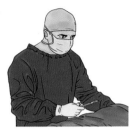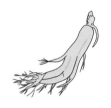

消融治疗　　　　　　手术治疗　　　　　中医药治疗

甲状腺良性结节过大是否可以做消融治疗

消融治疗是一种常见且实用的微创技术,通常为在超声、CT 等影像技术的引导下使能量或药物聚集于目标病灶对其进行破坏,最终达到原位灭活病灶效果的治疗方法。消融形式可以分为物理消融和化学消融,物理消融包括微波、射频、高强度聚焦超声(HIFU)、激光、氩氦刀等方法,而化学消融则包括无水酒精、聚桂醇等药物。

若甲状腺良性结节体积过大,消融治疗常难以做到一次性完全消融。因此,推荐最长径在 4 厘米以下的甲状腺良性结节选择消融进行治疗;而当甲状腺良性结节最长径大于 4 厘米,患者抗拒外科手术或对美观有极大要求时,可考虑对该结节进行分次消融。首先对病灶的一部分进行消融,待术后消融灶缩小、整个结节体积缩小后,再进行二次消融以达到对该病灶的完全消融。

甲状腺良性结节消融治疗需要做什么准备

甲状腺良性结节消融治疗前准备主要为消融手术治疗所需

检查及疾病相关检查。检查内容主要包括血常规、凝血功能、肝肾功能、传染病相关检查、甲状腺功能、肿瘤标志物、胸片、心电图等。同时，消融术前应进行肿瘤的细针穿刺细胞学检查，并根据细胞病理学结果明确肿瘤的具体性质。

消融治疗与开刀有啥不一样

甲状腺良性结节的消融治疗是在超声的引导下，颈部穿刺点局部麻醉后将消融针穿刺进入病灶内，通过热的原理对肿瘤原位灭活的治疗方法。消融完成后灭活的肿瘤仍在体内，将在之后随人体的正常新陈代谢逐渐被吸收缩小，效果好时最终病灶可消失不见。传统外科手术则通常为在全身麻醉下将颈部皮肤组织逐层切开，将结节组织整个取出后再逐层缝合创口。消融治疗相比外科手术而言创伤更小，对结节周边正常甲状腺组织的损伤更小，恢复速度快且外观无疤痕。

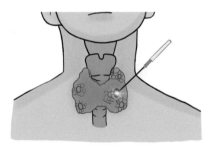

消融手术

消融治疗需要住院吗

甲状腺良性结节消融治疗可以门诊进行，也可以住院处理，但建议以住院治疗为宜，整个治疗过程包括术前检查、消融治疗及术后观察。患者在消融治疗后当天晚上住院观察，监测消融手术相关并发症如出血、声音改变等的发生，并及时做到对症处理。

消融治疗做完后对身体有啥影响

甲状腺良性结节消融治疗术后即刻可有轻微疼痛、轻度灼烧感、颈部肿胀,偶有声音嘶哑等相关并发症发生,均可在观察及对症处理后短期内恢复。因正常甲状腺组织受损较小,患者甲状腺功能通常不受影响。

建议甲状腺良性结节消融后半小时内压迫消融侧颈部预防出血,消融后 3 小时内持续冰敷消融侧颈部,消融后 24 小时内间断冰敷消融侧颈部以减少术后不适、水肿及加快恢复。消融术后 24 小时内穿刺针眼避免接触水。患者消融术后 1 周内忌颈部过大幅度高强度活动,需遵医嘱按时定期返院复查甲状腺超声及甲状腺功能,监测消融后恢复情况。

(二)甲状腺癌可以做消融治疗吗

甲状腺癌有多种分类,传统治疗方法为外科手术治疗,术后必要时可进行放射性碘治疗、化疗等。部分甲状腺癌在满足条件的情况下,可以选择消融治疗方法。

哪类甲状腺癌可以做消融治疗

在所有甲状腺癌中乳头状癌为最常见且恶性程度最低的一种类型。当患者穿刺病理诊断为甲状腺乳头状癌、肿瘤最长径不大于 1 厘米时,称为甲状腺乳头状微小癌,在病灶未侵袭甲状腺被膜及周边组织、未发现淋巴结转移及远处转移的情况下,可以选择接受消融治疗。最长径大于 1 厘米的甲状腺乳头状癌患者,原则上首选外科手术治疗,若自身条件不能耐受外科手术治疗或主观拒绝外科手术治疗,消融治疗可以作为备选方案之一。

甲状腺癌做消融治疗能去根儿吗?

消融治疗对经过评估符合治疗条件的甲状腺微小乳头状癌是一种良好的选择,具有微创、有效、创伤小、住院时间短、不影响甲状腺功能等优点。消融治疗可将甲状腺乳头状微小癌病灶整体灭活,达到外科甲状腺部分切除术相当的治疗效果。

甲状腺癌做消融治疗,以后会不会发生转移?

甲状腺癌是否转移主要取决于肿瘤自身的生物学特性,与甲状腺肿瘤具体治疗方法通常并不相关。消融治疗目前用于术前评估无明确转移的甲状腺乳头状微小癌中,术后是否发生远处或淋巴结转移与消融这种治疗方式并无明确联系。

甲状腺癌消融治疗需要做什么准备?

甲状腺癌消融治疗前准备主要为消融手术治疗所需检查及该类癌相关检查。检查主要包括血常规、凝血功能、肝肾功能、传染病相关检查、甲状腺功能、肿瘤标志物、胸片、心电图、其余影像学检查等。其中,颈部淋巴结 CT 及肺部 CT 作为术前转移与否的重要评估手段,是甲状腺癌患者接受消融治疗前必不可少的检查。

做完甲状腺癌消融治疗,是否仍需其他治疗?

当患者的甲状腺癌病理确定为乳头状癌时,根据患者甲状腺癌临床分级及检查结果,必要时建议后续口服甲状腺素控制促甲状腺素水平。消融治疗后的甲状腺癌患者需定期复查，监测术后恢复及疾病进展情况，若无必要则无须接受其余治疗。

消融治疗后需要注意些什么？

通常建议甲状腺癌消融后半小时内压迫消融侧颈部预防出血，消融后 3 小时内持续冰敷消融侧颈部，消融后 24 小时内间断冰敷消融侧颈部以减少术后不适、水肿及加快恢复。消融术后 24 小时内穿刺伤口避水，术后 1 周内颈部忌大幅度高强度活动。甲状腺乳头状癌消融术后患者通常需口服左甲状腺素钠进行术后促甲状腺素抑制治疗，并在其后定期返院复查甲状腺及颈部淋巴结超声、CT 等影像学检查、甲状腺功能、肿瘤标志物等指标，监测恢复情况及疾病是否存在复发。

消融术后是否需要进行抑制治疗呢？

根据国际指南，消融治疗后的甲状腺乳头状癌患者通常建议口服左甲状腺素钠从而对促甲状腺素进行抑制治疗，降低复发概率。具体用法用量根据患者甲状腺肿瘤临床分级、甲状腺功能、自身其余疾病状况等进行调整。

第三节 ☯ 歼灭甲状腺癌的"核武器"

碘-131 治疗是核医学的一种方法，也是分化型甲状腺癌手术后重要的综合治疗措施之一，技术成熟、疗效确切、简便无创且安全性高。

（一）碘-131治疗分化型甲状腺癌在三方面发挥作用

我们先来了解一下碘-131治疗的原理。大家都知道碘是合成甲状腺激素最重要的元素，吃进去的碘大多数都到达了甲状腺。那么正常甲状腺为什么可以选择性地吸收血液中的碘离子呢？这都要归功于甲状腺滤泡细胞膜表面一种特殊的泵，叫作钠-碘同向转运体。而分化型甲状腺癌，主要包括甲状腺乳头状癌及甲状腺滤泡癌等，还保留着正常甲状腺摄取碘的能力。碘-131是碘的一种同位素，与我们食用的碘其生物学特性是一样的，其同样可以高选择性地被甲状腺组织或甲状腺癌细胞摄取。患者口服碘-131后，可以定向聚集到残余甲状腺或癌细胞中，利用其衰变时发射出的 β 射线，高效、精准地发挥组织杀伤作用，从而达到治疗的目的，同时对周围正常组织和器官的影响很小。

碘-131治疗分化型甲状腺癌主要在三个方面发挥作用：

（1）利用碘-131清除手术后残留的甲状腺组织，称为清甲治疗；

（2）利用碘-131清除手术后尚未经影像学证实的可能存在的残留或转移病灶，称为辅助治疗；

（3）利用碘-131治疗已经证实存在且无法手术切除的肿瘤病灶，称为清灶治疗。

分化型甲状腺癌手术后经过规范的碘-131治疗，可以显著降低疾病的复发率及死亡风险，改善预后，增强患者治愈的信心，提高患者生活质量。

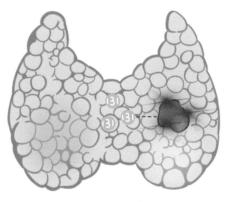

碘-131 治疗

（二）哪些甲状腺癌患者需要做碘-131 治疗

分化型甲状腺癌手术后经过规范的碘-131 治疗，可以显著降低疾病的复发率及死亡风险，但并非所有的患者都能从中获益。因此，并不是所有的甲状腺癌术后的患者都需要进行碘-131 治疗。如果患者的手术后病理报告证实为甲状腺乳头状癌或滤泡癌，则可根据病情选择性地进行碘-131 治疗。全面、综合的治疗前评估是决定是否接受治疗的关键。

核医学科医生通常会综合评估以下信息，为患者制订个体化的治疗方案。

（1）外科术中所见及术后组织病理学结果（如有分子检测结果也需提供）。术中见肿瘤因局部侵犯和粘连非常明显、未能完整切除者，需在术后做碘-131 治疗；如果存在原发癌体积较大、局部侵犯比较严重、为高侵袭性病理亚型、颈部淋巴结转移灶较大甚至伴有结外侵犯、伴有预后不良的分子特征等情况，都倾向于术后做碘-131治疗。原发癌非常小（如最长径均小于1厘米）、完全局限于甲状腺内、不伴有淋巴结转移的患者，接受碘-131治疗的获益相对有限，但为了便于随访监测病情等，也可考虑行碘-131清甲治疗。

（2）对前期接受治疗的反应。主要包括血清学检查（甲状腺球蛋白Tg及抗体TgAb）和影像学检查（根据病情选择性地做颈部超声、CT、核磁共振、碘-131全身显像、PET/CT等）。如果Tg不明升高（如在TSH刺激状态下，Tg值大于10纳克/毫升）或Tg明显升高预示合并远处转移、其他影像学检查明确提示肿瘤残存、复发或转移等，需在术后做碘-131治疗。

（3）合并其他疾病及接受治疗的情况。当患者合并其他基础疾病时，最好在治疗前将病情控制稳定。若有严重并发症，比如肾功能衰竭，则要充分权衡接受治疗与否的利弊。

（4）充分沟通接受碘-131治疗可能带来的益处、承担的风险，患者的个人意愿。碘-131治疗的目标和具体剂量方案不同，患者的临床获益也存在差异。治疗前应充分告知患者，鼓励患者参与治疗决策。

（5）是否处于妊娠、哺乳期或是否有妊娠计划等。妊娠和哺乳期是禁止应用碘-131进行检查或治疗的。如果患者有妊娠计划，应告知患者推迟妊娠到接受碘-131治疗半年后。

由此可见，是否需要接受碘-131治疗是综合考量后由核医学专科医生和患者共同决定的，而不是简单根据某个单一的结果就做决策。

(三) 哪些甲状腺癌患者不能用碘-131 治疗

多数复发或转移性甲状腺癌患者能通过碘-131 治疗控制病情或消除病灶，但也有部分甲状腺癌患者不能用碘-131 进行治疗，具体见于以下几种情况。

组织病理类型为甲状腺髓样癌

与来源于滤泡上皮细胞的分化型甲状腺癌不同，甲状腺髓样癌并非来源于甲状腺滤泡上皮细胞，而是起源于甲状腺滤泡旁细胞。甲状腺髓样癌不具备摄碘所需结构和功能，所以无法从碘-131 治疗中获益。

组织病理类型为未分化癌

未分化癌虽然比较少见，但恶性程度极高，预后很差。由于未分化癌细胞膜上完全没有摄碘所需的转运蛋白表达，因而不具备摄碘能力，无法直接利用碘-131 对未分化癌进行治疗。

组织病理类型为嗜酸细胞癌

嗜酸细胞癌是从滤泡癌中独立出来的一种分化型甲状腺癌的特殊病理类型。从现有的研究结果来看，嗜酸细胞癌对碘-131 治疗反应极其有限，通常嗜酸细胞癌的患者也不适用碘-131 治疗。

放射性碘难治性分化型甲状腺癌

即使是分化型甲状腺癌的病灶，也并不是都能摄取碘。如

拯救你的甲状腺——这个癌症并不可怕

患者做碘-131全身显像提示甲状腺癌复发或转移病灶不能或不再摄碘,或病灶虽然摄碘但病情得不到有效控制,则提示患者不再适合行碘-131治疗,或不能仅接受单一的碘-131治疗。

存在碘-131治疗的禁忌证

具体包括如下三种情况:①妊娠期和哺乳期妇女;②计划6个月内妊娠者;③无法遵循放射防护要求者。

(四) 甲状腺癌的碘-131治疗通常需要做几次

很多行碘-131治疗的分化型甲状腺癌患者都会有这个疑问,答案是要根据患者实时病情评估及前一次碘-131治疗的效果等综合判定。

甲状腺癌的碘-131治疗根据治疗目的可分为3个层次,即清甲、辅助和清灶治疗,三种情形存在一定关联,甚至相互重叠。清甲(及辅助)治疗后6～12个月应对患者进行碘-131治疗的疗效评估,依据血清学(Tg、TgAb)及影像学(颈部超声、胸部CT、碘-131全身显像等)评估结果决定后续治疗及随访频率。如首次清甲(及辅助)治疗后,诊断剂量碘-131全身显像见残留甲状腺组织基本被清除掉且其余部位未见异常碘-131摄取灶,血清抑制性Tg值小于0.2纳克/毫升或刺激性Tg值小于1纳克/毫升,颈部超声等未见明显异常,则提示清甲成功,无须进行再次治疗。多数患者仅需单次治疗即可达到满意疗效。但如首次清甲(及辅助)后仍残留功能性甲状腺组织,则可进行再次清甲治疗。

与清甲治疗不同的是,清灶治疗往往需要多次治疗。清灶治疗后 6～12 个月应针对前次治疗反应和患者疾病状态进行一次实时评估。评价手段仍然是血清学指标、碘-131 全身显像及其他影像学检查。对前次治疗有反应的判断标准包括如下几种:①血清学,Tg 或 TgAb 下降;②碘-131 全身显像见病灶浓集范围缩小(或程度减淡)、病灶数量减少;③其他影像学检查见病灶缩小、减少或维持稳定。经实时评估发现体内仍存在癌复发或转移灶,病灶仍具备足够的摄碘能力,而且患者对前次治疗有反应,可重复进行碘-131 清灶治疗,直至病灶消失或对治疗无反应。但有研究报道,在 4 次或 4 次以上的 3.70～7.40 吉贝可(100～200 毫居)碘-131 治疗后,病灶吸收剂量几乎不可能超过 20 戈瑞,很难达到缓解或控制病情所需的肿瘤病灶吸收剂量。因此,当患者已经接受 4 次或以上碘-131 清灶治疗后,应权衡利弊,考虑患者能否从下一次碘-131 治疗中获益。

(五) 评估碘-131 治疗效果该这么做

不少患者在进行碘-131 治疗前会非常纠结,他们会询问:"如果进行了碘-131 治疗,我怎么知道是不是有效呢? 万一没效果该怎么办?"

需要进行疗效评估

患者在接受清甲(及辅助)治疗后的 6～12 个月,可进行疗效评估。评价手段包括血清学指标、诊断剂量碘-131 全身显像及其他影像学检查(如颈部超声等)。达到疗效满意的判断标准如下:①血清学:抑制性 Tg 值小于 0.2 纳克/毫升,或刺激性 Tg 值小于 1 纳克/毫升(TgAb 阴性时);②诊断剂量碘-131 全身显像见甲状腺床无明显碘摄取,全身其余部位也未见异常摄碘病灶;③其他影像学检查均未见肿瘤复发或转移灶。首次清甲后,经评估已经达到疗效满意者,无须再次治疗。

如首次清甲后,经评估仍有残留功能性甲状腺组织者,可进行再次清甲。单次治疗不能完全清除残留甲状腺的原因多种多样,比如:首次治疗前残留甲状腺组织较多;或残留甲状腺组织摄取碘-131不充分(治疗前准备不充分,体内存在较多的稳定碘,竞争性地干扰了残留组织摄取碘-131);或残留甲状腺组织对碘-131辐射敏感性较低等。

清灶治疗的效果可以通过动态观察来评价,主要包括三个方面:①症状及体征的变化。治疗有效的标志是症状及体征逐渐改善。②间隔1~3个月检测血清甲状腺激素及TSH、Tg、TgAb水平等。治疗有效的标志是Tg、TgAb逐渐下降。③间隔3~6个月根据病灶分布情况复查颈部超声、CT或MRI等。治疗有效的标志是病灶逐渐缩小或减少。经评估发现体内仍存在癌复发或转移灶,病灶仍具备足够的摄碘能力,而且患者对前次治疗有反应,可重复进行碘-131清灶治疗,直至病灶消失或对治疗无反应。

效果不好该怎么办

虽然碘-131治疗分化型甲状腺癌转移灶较有效,但是其疗效受到病灶摄碘能力、碘-131在病灶内停留时间、患者年龄、病灶大小以及对辐射敏感性等多种因素的影响。部分患者对碘-131治疗反应不好,病灶未能得到有效控制甚至仍然进展,或者病情复杂或危重,需要通过多学科联合会诊、多种治疗方法结合来改善治疗效果,缓解病情,提高患者生存率。其他治疗方法包括经评估有手术指征者的再次手术、外放疗、消融治疗、粒子植入治疗、分子靶向药物治疗、放射性配体治疗等。

（六）聊一聊甲状腺癌碘-131治疗前的"为什么"

甲状腺癌术后的碘-131治疗作为经典的"三驾马车"的重要一环,治疗前的仔细准备对取得良好的治疗反应同样是至关重要的。而临床发现,很多患者会对准备工作产生很多"为什么需要这样做"的疑问,下面我们就一起来聊一聊,为患者解惑。

为什么治疗前医生建议再次手术

甲状腺癌患者在接受碘-131治疗前,需已经对原发病灶进行手术治疗,术式包括甲状腺全切或次全切除术。如果患者接受的仅为腺叶切除术,或在碘-131治疗前的评估中发现甲状腺组织残余过多,通常会建议患者再次手术切除剩余甲状腺组织,否则可能需要多次进行碘-131清甲治疗才能达到满意的疗效。

另外,甲状腺癌转移灶的摄碘能力通常低于正常甲状腺组织,过多残余的甲状腺组织会摄取大部分甚至全部的碘-131,从而与转移灶发生"抢碘大战",干扰转移灶的碘-131摄取,影响治疗效果。

当然如果患者由于种种原因不能接受再次手术,采用碘-131消融掉残余甲状腺组织也是可以实现的。

为什么需要低碘饮食

碘-131治疗的疗效与进入残留甲状腺组织及分化型甲状腺癌细胞内的碘-131的量有关。为了减小体内稳定碘的竞争抑制作用、提高碘-131治疗效果,在碘-131治疗前应保持低碘状态(碘日摄入量小于50微克)2~4周。患者需严格禁食高碘食物,避免应用含碘药物,但可以适量食用含碘量低的食物。

为什么需要升高促甲状腺素(TSH)

升高TSH可显著增加残余正常甲状腺滤泡细胞以及癌细胞对碘-131的摄取,进而提高碘-131治疗的效果。一般认为血清TSH水平升高至30微摩尔/升以上,有助于取得较好的碘-131治疗效果。

提高TSH的方法有两种:一是提高内源性即机体自身TSH的分泌,停用左旋甲状腺素2~4周可通过反馈调节促进TSH的分泌;二是给予外源性TSH,可每日向肌肉注射重组人TSH(rhTSH)0.9毫克,连续两天,即可短时、快速提升TSH水平,第三天就可以给予碘-131治疗。

为什么需要治疗前评估

治疗前的评估主要包括化验血清甲状腺激素、TSH、甲状腺球蛋白和抗体、血常规、肝肾功能、甲状旁腺激素、电解质等,以及检查心电图、颈部超声、胸部CT等,其主要目的是评估肿瘤病情及对前期已接受治疗的反应,进而明确碘-131治疗的指征及治疗目标;同时,还可了解合并的其他基础疾病的状况,必要时要先行干预治疗,以确保碘-131治疗期间的安全。

为什么需要和医生充分沟通

患者在接受碘-131治疗前应充分了解治疗目的、实施过程、治疗后可能出现的不良反应、辐射安全防护要求等,充分的沟通和必要的了解才能保证治疗过程的良好依从。

(七) 碘-131 治疗前怎样做到低碘饮食

为了取得理想的治疗效果,在碘-131 治疗前需要低碘饮食。

为什么:

由于稳定的碘离子与放射性的碘-131 都能够被正常甲状腺组织和分化好的甲状腺肿瘤摄取,因此,患者在接受碘-131 治疗前,需保持低碘状态(碘日摄入量小于 50 微克)2~4 周,这样可以减少体内稳定碘与碘-131 的竞争,保证残留甲状腺组织或甲状腺肿瘤充分地摄取碘-131,进而提高碘-131 治疗的效果。

怎么做:

患者怎样做到低碘饮食呢? 具体做法如下。

(1) 食用无碘盐。目前我国食用加碘盐的含碘量为 20~50 微克/克,而我国成人平均日食盐摄入量高达 10 克以上,碘日摄入量就远远超过了 50 微克的低碘饮食标准。另外,目前加碘食盐中的碘以碘酸根离子的形式存在,遇热稳定性好,不能通过烹饪的方法使其挥发。因此,若想食之有味,低碘饮食期间建议换用无碘盐。

(2) 禁食高碘食物,适量食用含碘量低的食物。在海产品中,海藻类(如海带、紫菜、裙带菜、发菜等)含碘量最高,其次为海贝类、虾皮。海鱼含碘量在海产品中是最低的，几乎与淡水鱼相当，甚至比蛋肉类含碘量都要低。蛋类中也含有不少碘（主要集中在蛋黄），其中含碘量相对高的是鹌鹑蛋（37.6 微克/100克），其次为鸡蛋（27.2 微克/100 克）。酸奶、牛奶等乳制品的含碘量通常在 2 微克/100 克以下。大部分陆地上的天然食材（非腌制、加工食物）的含碘量并不高，绝大部分水果蔬菜中的含碘量都低于 10 微克/100 克，鸡肉、牛羊肉的含碘量都在 10 微克/100 克左右，而猪肉的含碘量仅为 1.7 微克/100 克。因此，使用无碘盐烹饪肉类和蔬菜完全可以达到低碘饮食的标准。同时，搭配水果和乳制品，完全能够满足日常营养需求。

（3）避免应用含碘药物。避免服用胺碘酮等影响碘摄取或代谢的药物；避免碘伏消毒皮肤；治疗前 4～8 周避免行含碘增强造影剂的检查等。

（4）暂停服用成分不详的药品或补品。中成药和各类补品成分复杂，服用时要明确其中是否含碘，如不了解完整的成分或不清楚某些成分是否含碘，建议在碘-131 治疗前后暂停服用。复合维生素往往也含有一定量的碘，也应暂停服用。

（八）碘-131 治疗前为什么要升高 TSH

碘-131 治疗的疗效与进入残留甲状腺组织及分化型甲状腺癌细胞内的碘-131 的数量及停留时间密切相关。分化型甲状腺癌细胞保留了正常甲状腺滤泡细胞依赖于 TSH 刺激摄碘的能力。因此，升高 TSH 水平可显著增加残余正常甲状腺滤泡细胞以及癌细胞对碘-131 的摄取，进而提高碘-131 治疗的效果。研究表明，血清 TSH 水平升高至 30 微摩尔/升以上，可取得理想的碘-131治疗效果。

停用甲状腺激素可升高内源性 TSH 水平

甲状腺癌术后服用甲状腺激素抑制治疗患者的 TSH 水平远远低于30微摩尔/升。因此，碘-131治疗前，需要停服一段时间的甲状腺激素（通常为2～4周），通过体内的反馈调节机制，升高内源性 TSH 的水平。

停用甲状腺激素后可能会出现甲状腺功能减退（简称甲减）的一些不适症状，如怕冷、嗜睡、食欲减退、体重增加、浮肿、便秘等，症状多较轻微、可耐受，如出现明显的身体不适，应及时就诊，必要时可遵医嘱服用一些对症治疗的药物。另外，停药时间过长也会出现甲减症状加重的情况，所以应谨遵医嘱，及时复诊，通过复查甲状腺激素及 TSH 等了解是否达到碘-131治疗的时机。

给予外源性 TSH 可更快速提升 TSH 水平

提高 TSH 的方法除了传统的停服甲状腺激素、提高内源性 TSH 的分泌外，还可以给予外源性 TSH，即肌肉注射rhTSH 0.9毫克，1次/天，连续2天。重组人 TSH（rhTSH）是利用基因工程技术制备的化合物，其在分子结构及作用方面与天然 TSH 基本相同，可刺激甲状腺滤泡上皮细胞和分化良好的甲状腺癌细胞对碘的摄取。

该方法的优势如下：①能够安全、快速地提升血清 TSH 水平，仅需1～2天即可达到治疗（或复查碘-131显像）的要求，缩短患者等待时间。②无须停服甲状腺激素，避免引起甲减的相关症状，减轻患者的不适，提高患者生活质量。③患者通常都能很好地耐受，即使出现不良反应，多数较轻微且短暂。④解决了少数患者停用甲状腺激素 4 周或更长时间 TSH 仍不能有效升高的问题。⑤停止用药后，TSH 水平快速下降，避免了内源性 TSH 长时间增高可能导致的癌灶生长或扩散。

（九）碘-131 治疗住院前后　需要注意哪些事项

由于碘-131 是一种放射性同位素，物理半衰期约为 8 天，衰变时发射出 β 射线和 γ 射线，其中 β 射线约占 99%，在组织中的射程较短，仅为 2～3 毫米，用于甲状腺癌的治疗；而 γ 射线穿透力强，可用于全身显像，但应注意辐射防护。

治疗分化型甲状腺癌时应用的碘-131 剂量比较大，服碘-131 后患者本身就成了辐射源，体内的碘-131 衰变时发出的 γ 射线可以穿透人体作用于周围环境及人群，因此需要进行辐射防护。患者服用碘-131 治疗后需核医学科核素治疗辐射防护专用隔离病房住院观察 2～4 天，达到国家规定的出院标准后方可出院回家。另外，部分患者在服用碘-131 后的 3～5 天内，出现恶心呕吐、食欲下降、乏力等症状，可以在住院期间观察并及时进行对症处理。

住院前需要准备的物品

患者在接受碘-131 治疗后需在核素治疗病房住院隔离观察数天（一般为 2～5 天），因此要准备好如下相关物品。

（1）身份识别相关证件：主要是身份证、医保卡等。

（2）病情相关资料：手术以及其他前期治疗相关病历资料、病理报告、入院前 3 个月内的化验及检查结果等。

（3）药物：如患者合并有其他基础疾病如高血压、糖尿病等,可以自备好日常服用的药物。

（4）生活用品：洗漱用品、就餐用具、水杯、换洗衣物等。

（5）食品：话梅或柠檬等酸性食物（服碘-131后遵照医生的嘱咐再开始适量含服）、充足的饮用水等。通常核素治疗病房会集中统一供应低碘饮食,患者可适当自备一些水果、零食,但要注意需符合低碘要求。

服碘-131后住多久可以出院

碘-131是一种放射性核素,具有独特的物理性质,在衰变时会发出射线。因此,甲状腺肿瘤患者在接受碘-131治疗后,人体就会成为一个像"小太阳"的放射源,会对陪护人员、家人和周围人群形成照射,而患者的分泌物和排泄物也会对环境造成放射性污染。接受碘-131治疗的患者需要住在具有隔离防护条件的核素治疗专用病房,严格执行医护人员嘱咐的各项辐射防护措施。我国现行的相关法规规定的出院标准是患者体内残留的放射性活度低于400兆贝可（即10.8毫居）,当患者体内的残留活度降至该标准规定的水平后即可出院回家。这个隔离观察的时间为2~4天,且大多数患者都能在3天内达标,极少数体内存在大量摄碘能力很强的转移病灶的患者,隔离期可能会有所延长。

| 相关检查 | 接受碘-131治疗 | 残留放射性活度达到规定标准 | 出院 |

住院日程

住院前准备的物品可以带回家吗

有些甲状腺癌患者觉得自己在碘-131治疗期间入住了严

格防护的隔离病房,那么住院前准备的东西如换洗衣物、餐具等生活用品都可能带有射线,出院时携带回家会影响到家人。其实这是一个认知的误区。患者在服用碘-131后,残留甲状腺组织和癌组织会选择性地摄取碘-131来发挥治疗作用,未被吸收或利用完的碘-131主要通过尿液排出体外,而且随着时间的延长,体内残留的放射性物质越来越少,通过尿液排泄的放射性物质含量也越来越低,随着汗液排出碘-131的占比相对很少。因此,如果住院期间患者的衣物、被褥等没有不慎被尿液污染,也没有大量出汗的情况,治疗前准备的物品是完全可以带回家的。如果真有放射性污染的情况发生,应及时告知病房医护人员,相关人员会通过专门的设备检测物体表面的放射性,并根据检测结果进行针对性的处理。

(十) 碘-131治疗分为清甲、辅助、清灶 到底有何不同呢

碘-131是分化型甲状腺癌术后综合治疗的主要措施之一。很多患者走南闯北求医,只为得到一个心安的治疗剂量。到底需要喝多少量? 喝多少次? 是大家特别关心的问题。

根据碘-131治疗的目的可将治疗分为三个层次:采用碘-131清除手术后残留的甲状腺组织,称为清甲治疗,碘-131治疗量为30～100毫居;采用碘-131清除手术后尚未经影像学证实的可能存在的残留或转移病灶,称为辅助治疗,碘-131治疗量为100～150毫居;采用碘-131治疗手术后已知存在的无法手术切除的局部或远处甲状腺肿瘤转移灶,称为清灶治疗,碘-131治疗量为150～200毫居。治疗目的不同,碘-131的剂

量也就不同。

什么时候需要进行碘-131 清甲治疗

采用碘-131 清除分化型甲状腺肿瘤术后残留的甲状腺组织,简称"碘-131 清甲治疗"。

那么碘-131 清甲治疗如何做? 进入人体的碘,绝大多数被甲状腺组织特异性地摄取,并作为重要原料参与甲状腺激素的合成;分化型甲状腺癌部分保留了正常甲状腺滤泡上皮的功能,具有特异性地摄取碘的能力,这也是碘-131 能够治疗分化型甲状腺癌的生理学基础。患者口服碘-131 后,进入人体的碘-131 可以定向聚集到残余甲状腺组织中,利用碘-131 发射出的 β 射线可以高效、精准地发挥清除残余甲状腺组织的作用。

所有分化型甲状腺癌患者术后有残留甲状腺组织,如超声提示残留甲状腺组织或甲状腺显像提示甲状腺有残留甲状腺组织显影者,均可以用碘-131 去除残留甲状腺组织。但是,如果患者接受的仅为腺叶切除术,或在碘-131 治疗前的评估中发现甲状腺组织残余过多,应建议患者再次手术切除剩余甲状腺组织,否则碘-131 清甲治疗的效果难以保证,可能需要多次进行治疗。

已经做了甲状腺全切手术为何还要清甲? 肿瘤的生长具有一定的侵袭性,甲状腺癌组织在生长过程中可能突破甲状腺包膜并袭击周围的邻近组织,小转移灶在手术视野内不易被发现;另外,术后残存的少量甲状腺组织中也可能存在隐匿躲藏的小病灶。甲状腺肿瘤全切术后的患者接受碘-131 清甲治疗可能有如下获益。

（1）利于术后的病情监测。残留甲状腺组织被彻底去除后，人体内便没有了甲状腺球蛋白（Tg）的来源，这有利于通过检测血清 Tg 水平的变化，对甲状腺癌的复发或转移进行诊断，即当残留甲状腺组织被完全去除后，血清 Tg 水平升高是提示肿瘤复发或转移的敏感而特异的指标。

（2）是碘-131 清灶治疗的基础。残留甲状腺与癌组织的摄碘存在竞争关系，而且通常残余甲状腺组织的摄碘能力更高。当残留甲状腺组织完全去除后，甲状腺癌转移病灶摄碘能力则会有所增强，有利于通过碘-131 显像发现病灶，并利于碘-131 对摄碘的转移灶进行治疗。

（3）碘-131 清甲治疗后的显像可能发现病灶而改变肿瘤分期。患者在接受碘-131 清甲治疗后，治疗剂量的碘-131 全身显像（Rx - WBS）结合单光子发射计算机断层成像（SPECT）/CT 融合显像有助于诊断剂量碘-131 全身显像（Dx - WBS）未能显示的病灶，进而改变肿瘤分期和后续治疗及随访方案。

（4）治疗隐匿的分化型甲状腺癌病灶。碘-131 通过发射的 β 射线去除残留甲状腺组织的同时，也消除了隐匿在残留甲状腺组织中的微小癌灶，降低了癌复发和转移发生的风险。

什么时候需要做碘-131 辅助治疗

碘-131 辅助治疗是指用碘-131 清除甲状腺癌术后可能存在的癌原位残存或转移病灶。这里所指的"癌原位残存或转移病灶"是根据术中所见、术后组织学病理提示癌的侵犯程度、碘-131 治疗前评估的血清学检查结果推测可能存在的病灶，这些病灶尚未经影像学检查证实，即病灶可能存在，但也可能通过前期的手术治疗已被完全清除干净。由此可见，碘-131 辅助治疗是针对可能存在的肿瘤病灶的"附加"治疗,其目的是降低癌复发转移及死亡风险,延长患者的肿瘤特异性生存期和无病生存期。

值得一提的是,碘-131清甲治疗和辅助治疗在临床实践中并不是截然区分的,两者可能存在交叉,如清甲治疗可能同时清除了隐匿的微小癌灶,达到了辅助治疗的目标;而辅助治疗也可能因癌灶实际已经被完全去除而清除的仅仅是残留甲状腺组织。

甲状腺癌病灶都能用碘-131清灶吗

碘-131清灶治疗是指用碘-131治疗已知存在的、具有摄碘功能的分化型甲状腺癌局部或远处转移病灶。清灶治疗是针对甲状腺癌病灶的特异性"靶向"治疗,能达到缓解病情甚至清除病灶的目的,可延长复发转移性甲状腺癌患者的生存期。

然而,并不是所有的甲状腺癌病灶都适用碘-131治疗。清灶治疗必须同时具备三个前提:首先,影像学已经证实存在癌复发或转移病灶;其次,病灶无法通过手术切除;最后,病灶具有足够的摄碘能力。符合这几条,就具备了碘-131清灶治疗的指征,否则就不适合做碘-131治疗。

三种治疗方式如何区别,是治疗时长和次数不一样吗

有患者会问:"这三种不同的治疗对我有什么意义呢?"实际上,对于甲状腺癌术后的患者,清甲治疗有利于这些患者通过血清甲状腺球蛋白测定来监测病情,并提高诊断剂量碘-131全身显像探测甲状腺癌转移灶的灵敏度,有利于术后患者的再分期;辅助治疗除包含上述清甲治疗的意义以外,还有利于清除隐匿

的、潜在的甲状腺癌病灶,提高无病生存率;清灶治疗可缓解复发或转移性甲状腺癌患者的病情甚至清除病灶,延长患者的生存期。也就是说,临床医生会根据患者不同的病情选择不同的治疗方式,以达到个体化的治疗目的。

而在治疗剂量方面,根据现行指南建议,中低危患者为了清除残留甲状腺组织,推荐采用 30～100 毫居剂量的清甲治疗。由于分化型甲状腺癌细胞的摄碘能力一般低于正常甲状腺组织,需给予更高剂量的碘-131 才能达到相同的吸收剂量,因此辅助治疗的剂量通常高于 100 毫居的清甲剂量。而清灶治疗时,则需要更高的固定治疗剂量,如肺、骨转移灶碘-131 的推荐治疗剂量为 150～200 毫居;或基于病灶吸收剂量的个体化精准治疗,避免治疗剂量不足或过度治疗。清甲及辅助治疗多为单次治疗,少数未达到满意疗效的患者可能需要再次治疗;而清灶治疗多为多次治疗,根据患者的治疗反应等决定重复治疗方案。

但需要注意的是,清甲、辅助及清灶治疗三者之间并非递进关系,而是临床医师综合患者肿瘤分期、术中所见、术后碘-131治疗前血清学以及影像学检查结果等因素,通过分析做出的不同治疗目的的选择。

(十一) 碘-131 治疗前后可以服用其他药物吗

很多甲状腺癌术后的患者长期采用甲状腺激素制剂治疗,大家会关心碘-131 治疗前后用药是否需要改变,我们就来聊一聊这一话题。

做碘-131 治疗前,医生会建议患者 1 个月内避免服用含碘食物或药物,以免因稳定性碘占据治疗靶点而降低碘-131 治疗的效果。

此外,碘-131治疗前建议患者停服左甲状腺素钠2~4周,勿擅自停药! 当然也有部分患者是在术后不立即服用左甲状腺素钠,间隔3~4周后直接进行碘-131治疗。

碘-131治疗后24~72小时应继续恢复或开始口服左甲状腺素钠治疗,使血清 TSH 水平降低,达到抑制治疗的目的。推荐患者晨起空腹口服左甲状腺素钠,将一日剂量一次性用水送服,间隔1小时后吃早餐,以维持稳定的 TSH 水平。同时,建议患者服用左甲状腺素钠期间早餐食谱要改变,不要同时食用牛奶、豆浆或其他豆制品等可能影响药物吸收的食物。

其他慢性病的长期用药一般与碘-131治疗并不冲突,可以遵医嘱继续规律服用。中药及各类补品成分复杂,服用时要明确其中是否含碘,成分不清楚者最好在碘-131治疗前后暂停服用。复合维生素往往含有一定量的碘,也应避免服用。

但值得注意的是,左甲状腺素钠要避免与多种药物同服。有相关文献报道,含铝药物(抗酸药、硫糖铝)、含铁药物和碳酸钙等可能降低左甲状腺素钠的作用。因此,应在服用左甲状腺素钠至少2小时后服用上述药物。考来烯胺、考来替泊同样会抑制左甲状腺素钠的吸收,故应在服用左甲状腺素钠4~5小时后再服用此类药物。由于左甲状腺素钠主要在肝脏代谢,因此任何具有肝酶诱导作用的药物,如巴比妥盐、苯妥英钠、卡马西平、利福平等可加速左甲状腺素钠的代谢,增加肝脏清除率,导致其在体内作用时间缩短,血药浓度下降。左甲状腺素钠可能降低降糖药物的效应。因此,开始左甲状腺素钠治疗时,应经常监测患者的血糖水平,如需要应该调整降糖药物的剂量。对于抗凝药物香豆素衍生物,左甲状腺素钠能够取代抗凝药与血浆蛋白的结合,从而增强抗凝作用。因此,对使用抗凝药物的患者,开始左甲状腺素钠治疗时,应定期监测凝血功能,必要时应调整抗凝药的剂量。

(十二)碘-131能将所有的甲状腺癌病灶杀灭于无形吗

碘-131治疗是否适合所有类型的甲状腺癌呢?答案是否定的。

甲状腺癌按照病理类型可以分为乳头状癌、滤泡癌、髓样癌及未分化癌等。其中,乳头状癌及滤泡癌又统称为分化型甲状腺癌,约占90%以上。碘-131治疗只适用于分化型甲状腺癌,且治疗效果确定,即使发生了肿瘤复发或远处转移,只要病灶摄碘功能良好,就会有较好的预后。

与来源于滤泡上皮细胞的分化型甲状腺癌不同,在甲状腺恶性癌大家庭中占比约为4%的甲状腺髓样癌并非来源于甲状腺滤泡上皮细胞,而是起源于甲状腺滤泡旁细胞。正所谓"失之毫厘,谬以千里",一字之差,特点完全不同。甲状腺髓样癌不具备摄碘所需结构和功能,所以无法从碘-131治疗中获益。

而未分化癌更是一种分化程度极差的癌,它的细胞膜上完全没有摄碘所需的蛋白表达,因而也不具备摄碘能力,无法直接利用碘-131进行未分化癌的治疗。

分化型甲状腺癌是一种"懒癌",预后较好。然而,有时候它也会翻脸。发生远处转移的患者中的1/3~1/2在其自然病程或治疗过程中,癌细胞形态和功能发生退行性改变,浓聚碘的能力丧失,最终发展为碘难治性甲状腺癌。碘难治性甲状腺癌患者的生存期显著缩短，平均生存期仅为 3～5 年，10 年生存率约为 10%。

判断为碘难治性甲状腺癌的患者，如果无症状且疾病稳定或缓慢进展，每 3～6 个月的定期随访是合理的选择。对单发、伴有局部临床症状、侵犯周围重要脏器及组织结构的碘难治性甲状腺癌病灶，可采取局部治疗（如手术切除、外照射、消融治疗等），有手术指征者，应优先选择手术治疗。倘若出现疾病相关症状或影像学进展，则需要考虑采用以分子靶向药物为主的系统治疗。

（十三）碘-131 是放射性核素　科学防护辐射有方法

碘-131 是一种放射性核素，具有特定的物理性质，通常利用其衰变时发射的 γ 射线进行显像定位病灶，以及利用 β 射线治疗甲状腺癌，但同时也会产生并不被期待的"附加"辐射。接受治疗的患者只要认真遵从辐射防护指导，尽量减少不必要的辐射，治疗方法本身是很安全的。患者需要关注的碘-131 治疗造成的"附加"辐射主要包括两个方面：一方面是核射线对其他组织器官的影响；另一方面是患者对陪护人员、出院后对家人和周围人群产生的辐射影响。

放射性　　胃肠道　　腮腺疼痛　　泪腺损伤　　放射性肺炎　　生殖系统
甲状腺炎　反应　　　　　　　　　　　　　　和肺纤维化　　影响

尽可能避免对其他组织器官的影响

患者在进行碘-131治疗过程中,各器官或组织射线照射都在辐射许可范围内,但部分照射可能会引起患者的不良反应,常见不良反应包括以下几个方面。

放射性甲状腺炎:碘-131清甲治疗后的患者可能出现放射性甲状腺炎,通常出现在治疗后1～10天,主要表现为颈部局部的肿胀和疼痛、吞咽时疼痛不适等,多为轻度、短暂的反应,可逐渐减轻。通常残留甲状腺组织越多,症状越明显,绝大多数患者使用糖皮质激素治疗效果明显,可快速减轻炎性反应。

胃肠道反应:这是碘-131治疗后最为常见的不良反应,服药6小时后即可产生,多持续3～5天。常见症状为恶心、食欲不振,少数还会出现呕吐。可给予胃动力药和胃黏膜保护剂或抑酸剂。症状轻者可少食多餐,选择易消化、清淡的食物;严重者可进流食或禁食,必要时补液治疗。

唾液腺损伤、味觉异常和口腔黏膜炎:唾液腺损伤也是碘-131治疗后的常见不良反应,其中腮腺炎最为常见,表现为治疗后出现的腮腺疼痛和肿胀。大多数可自行好转,治疗期间适量多饮水、含服酸性食物,局部按摩唾液腺有助于预防和改善症状。少数患者可出现一过性味觉功能减退和口腔黏膜炎,采用盐水漱口、戒烟等有助于症状的改善。

泪腺损伤:主要症状包括溢泪症、畏光或眼球干燥,症状常较轻微,多可自行缓解。若症状明显可用局部抗炎眼药水或口服糖皮质激素。

放射性肺炎和肺纤维化:发生率很低,主要见于广泛肺转移患者经多次大剂量碘-131治疗后。治疗前注意评估患者肺功能，早期使用糖皮质激素进行预防，控制单次及累积碘-131 治疗剂量，并发低氧血症时给予吸氧对症处理。

造血系统影响：部分患者碘-131 治疗后出现白细胞降低，少数患者还可出现血小板含量降低，但极少发生全血细胞减少，多发生在治疗后 1～2 个月，此后逐渐恢复正常。经过多次大剂量治疗的患者，尤其是老年患者、广泛骨转移患者、治疗前已有造血功能减低者，需要注意评估治疗风险。这部分患者需注意休息和保暖，防止感染，必要时可口服泼尼松或升白细胞、升血小板药物或皮下注射粒-单核细胞集落刺激因子、血小板生成素等。

生殖系统影响：目前的临床观察表明碘-131 治疗并未导致患者不孕不育、流产、胎儿先天畸形和后代先天性发育不良等风险的增加。部分育龄期女性患者在服碘-131 后可能出现月经失调甚至闭经，男性患者也可能出现短暂的性功能减退等，但多为性腺一过性损伤，可逐渐自行恢复。嘱患者在服碘-131 后适量饮水，增加排尿次数，保持大便通畅，减少对生殖系统的辐射剂量。治疗后的 6 个月内应注意避孕。

为了避免或减轻核射线对其他组织器官的影响，防护措施主要包括治疗期间适量多饮水、含服酸性食物、在医护指导下局部按摩唾液腺，以减轻对唾液腺造成的辐射；勤排尿，保持大便通畅，减少对性腺的辐射；治疗后的 6 个月内应注意避孕等。

治疗后需与他人保持 1 米以上的间隔距离

碘-131 治疗后人体就会成为一个像"小太阳"的放射源，会对周围人群形成照射，而患者的分泌物和排泄物也会对环境造成放射性污染，因此需要进行辐射防护。患者服用碘-131 治疗后,需在核医学科辐射防护专用隔离病房住院观察一段时间（通常为 2～4 天），待体内的放射性活度降至国家规定的标准后方可出院回家。如果由于病情需要，住院期间需要家属陪护者，辐射防护的基本原则是日常接触尽量拉大距离（如间隔 1 米以上）；尽可能缩短近距离密切接触的时间；必要时穿戴铅衣铅围脖等进行防护。出院后一段时间患者仍需避免或减少与孕妇和儿童的长时间近距离密切接触。患者生活隔离时间的判断，不仅要考虑出院时体内残留的放射性活度，还应同时考虑其他因素如接触方式、职业和家庭因素等。

（十四）碘-131 治疗后的困惑　你有吗

对于碘-131 治疗后，不少患者也存在困惑，下面为你解答常见困惑。

困惑一：碘-131 治疗后可能会患上其他癌，是真的吗？

有些甲状腺癌患者的恐"核"心理还来自对辐射致癌存在认知误区，认为接受碘-131 治疗可能会在控制甲状腺癌的同时，患上其他癌，以一个不太威胁生存的癌换成另外的更"凶险"的癌，如白血病、淋巴瘤等，显然得不偿失。

在临床上的确有少数甲状腺癌患者在碘-131 治疗过程中或治疗结束后诊断出其他癌，但尚无法确定与碘-131 治疗是否存在因果关联。接受过碘-131 治疗和未接受过碘-131 治疗的甲状腺癌患者相比，罹患双癌的占比差别不大，或者说概率都非常低，不必因为曾接受过碘-131 治疗而额外增加针对癌的专项筛查。当然在碘-131 治疗的过程中，认真遵从医护人员提供的辐射防护指导也是很重要的,可以将辐射影响减低到能达到的合理水平。

困惑二:碘-131治疗后还需要低碘饮食吗?

甲状腺癌术后的患者在接受碘-131治疗前需要低碘饮食2~4周,目的是降低体内稳定碘的含量,增加癌组织对碘-131的摄取,进而提高治疗效果。而这种低碘饮食在碘-131治疗后仅需再维持1~2周即可,大可不必长期坚持食用无碘盐、禁用海产品等。

从另一个角度讲,甲状腺是人体吸收利用碘的最重要的器官。经过手术切除和碘-131的进一步清除,甲状腺早已被消灭于无形,所以摄入的碘经过循环运转后会被排出体外。因此,除了在碘-131治疗前后需遵医嘱做到低碘饮食外,治疗期间和治疗结束后的长期随诊中保持正常饮食即可。

困惑三:碘-131治疗后多久可以继续服用甲状腺激素?

碘-131治疗后24~72小时即可继续服用或开始口服甲状腺激素(临床常用的是左甲状腺素钠)治疗。其目的主要是两个方面:一方面,通过机体内的反馈调节机制,尽快降低血清TSH水平,达到抑制肿瘤复发/转移和生长的目的;另一方面,尽快纠正甲减,缓解前期治疗准备中停用左甲状腺素钠后出现的与甲减相关的不适症状(如怕冷、乏力、嗜睡、腹胀、便秘等),以及甲减导致的其他相关改变(如血脂升高、肝功能异常等)。

甲状腺癌患者在接受手术切除和碘-131治疗后,左甲状腺素钠是需要终身服用的,根据具体病情及随访时间等确定阶段性的个体化治疗目标,同时要定期验血复查甲状腺激素及TSH

水平,调整左甲状腺素钠的用量。

困惑四:碘-131治疗后为什么要做全身显像?

甲状腺癌患者在接受碘-131治疗后,医生通常会在出院前安排一项特殊的检查,即治疗剂量碘-131全身显像,其主要目的如下:

(1)了解残余甲状腺组织的数量及位置等信息,可帮助解释病情评估中的发现。

(2)发现具有摄碘功能的肿瘤复发或转移病灶,即碘-131治疗要攻击的目标。治疗剂量的碘-131全身显像(Rx-WBS)结合单光子发射计算机断层成像(SPECT)/CT融合显像的灵敏度很高,在检测摄碘功能转移灶方面具有独特的优势,可发现其他影像(如超声、CT、MRI等)未能发现的病灶,并可能因此改变患者的肿瘤分期。同时,还可为下一步碘-131治疗方案提供重要参考。

(3)预估碘-131治疗的疗效。甲状腺癌病灶的摄碘能力与治疗效果是相关的,通常摄碘能力越强,治疗效果越好。因此,可以通过碘-131全身显像所见预先估计患者的治疗反应。

(4)辅助评价碘-131治疗的效果。通过与前次治疗剂量碘-131全身显像的前后对比,比较摄碘病灶的数量、大小、浓聚碘-131的程度等变化,辅助评价碘-131治疗的效果。如果摄碘病灶数量减少、病灶缩小、浓集程度减淡,再结合血清学甲状腺球蛋白水平的显著下降,则提示碘-131治疗反应好。

(5)及时发现放射性碘难治性甲状腺癌的患者。碘-131全身显像结合SPECT/CT断层可以同时发现不摄碘病灶,这些CT图像上异常但却没有摄取碘-131的病灶,在排除过多残余甲状腺对其摄碘能力的掩盖后，就可以认定是放射性碘难治性病灶了。这些病灶并不能从碘-131治疗中获益，根据病灶的位置、大小及进展情况等，需要采取其他针对性的治疗方案。

困惑五：甲状腺癌患者碘-131治疗后如何进行日常健康综合管理？

甲状腺癌患者碘-131治疗后的日常健康综合管理涉及营养、膳食、运动、心理等多个领域。

部分患者因理解的误区和不必要的顾虑，经过碘-131治疗后仍长期坚持食用无碘盐、不食用海产品、少运动或不敢参加运动锻炼。实际上治疗后患者仅需适当减少食用高碘食物即可，应均衡、适量摄入营养物质，合理进食谷类食物、肉、蛋、奶、蔬菜、水果等多种多样的食物，保障各种维生素、矿物质、脂肪、蛋白质等化合物的摄入。治疗后患者坚持锻炼，采用中等强度的有氧训练，不仅可以加强体质，提高免疫力，还可以显著改善焦虑、抑郁、疲劳感及生活质量。告知患者遵从医嘱随诊复查，多数可长期生存，不必过于焦虑和担忧威胁生命；必要时采用心理评估量表评估患者的心理状态，如确有必要，建议患者进行规范的心理咨询和干预。

第四节 ☯ 中医治疗甲状腺癌的古今智慧

上下五千年，在中华文明的伟大宝库中，中医药无疑是瑰宝之一。中医对于甲状腺疾病的认识自古有之，也为今天治疗甲状腺疾病，包括癌，提供了非常重要的智慧。

（一）甲状腺癌的中医分型

当代中医药专家对于甲状腺癌的中医分型看法百花齐放、百家争鸣，虽未形成统一的认识，但中医药治疗甲状腺肿瘤的辨证思路丰富且成熟，主要有肝郁气滞证、气滞血瘀证、痰瘀互结证、瘀毒内阻证、癌毒阻络证、气滞痰凝证、气虚血瘀证、气虚痰结证、脾虚痰湿证等认识，反映了甲状腺癌本虚标实的病机本质，基本涵盖其发病过程中的各个阶段。可见，甲状腺癌临床发病及进展规律早期以肝郁气滞、气滞血瘀为主，中期多出现瘀毒内阻、痰瘀互结之证，随病情的发展，正虚本亏渐显，继而出现气血不足、肝肾阴虚、脾肾阳虚、阴阳两虚等虚证表现。通过综合分析，甲状腺癌的辨证多从"气、痰、虚、瘀、毒"五点立论，根据疾病所处不同阶段有不同的临床表现进一步辨证。同时，甲状腺癌病情复杂，临床表现多样，各个证型之间又常相互兼夹，往往出现虚实错杂、寒热并见的症情。

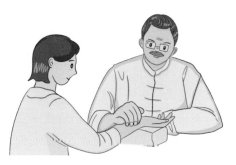

中医把脉诊断

临床较多见的中医分型如下。

分型一 肝郁痰结

主症：颈前瘿瘤隆起，质硬或坚，渐渐增大，有胀痛或压痛，可随吞咽上下移动，或固定不移，伴有胸闷气憋，吞咽梗痛，头晕目眩，纳食减少，心绪不宁，舌质淡，苔薄白或腻，脉弦滑。

治法：疏肝解郁，化痰散结。

方药：四海疏郁丸（《疡医大全》）加减。

柴胡 9 克，香附 15 克，半夏 9 克，浙贝母 12 克，陈皮 6 克，昆布 15 克，海藻 15 克，海带 15 克，茯苓 30 克，郁金 12 克，牡蛎 30 克，夏枯草 10 克。

方义及加减：方中以柴胡、香附、郁金疏肝解郁为主，配合陈皮、半夏、浙贝母、茯苓健脾化痰，佐以昆布、海藻、牡蛎、夏枯草等软坚散结。肿块较硬加三棱、莪术、露蜂房；胸胁胀满，加元胡、全瓜蒌；咽部梗阻肿痛加桔梗、牛蒡子、木蝴蝶、射干。

分型二 气滞血瘀

主症：颈前肿物坚硬如石，迅速增大，固定不移，形如覆杯，胸闷气憋，吞咽困难，颈部刺痛，或颈部两侧瘰疬丛生，舌质紫黯或有瘀斑、瘀点，舌苔腻，脉弦或涩。

治法：理气活血，化痰消瘿。

方药：海藻玉壶汤（《医宗金鉴》）加减。

海藻 15 克，海带 15 克，昆布 15 克，青皮 6 克，法半夏 9 克，贝母 9 克，当归 12 克，川芎 9 克，三棱 9 克，莪术 9 克，赤芍 15 克，丹参 15 克，牡蛎 30 克，柴胡 6 克，连翘 6 克，生地黄 12 克，半枝莲 12 克，甘草 6 克。

方义及加减：本方以海藻、海带、昆布化痰软坚、消瘿散结为君药;陈皮、青皮、法半夏、贝母、连翘理气化痰散结为臣药;当归、川芎、三棱、莪术、赤芍、丹参养血活血为佐药;甘草调和诸药为使药。血瘀肿痛明显加穿山甲、元胡、桔梗;头晕目眩加鸡血藤、枸杞子;心烦易怒,口干口苦加牡丹皮、龙胆草、栀子、川楝子、大黄。

分型三 痰毒热结

主症:颈部肿块凹凸不平,迅速增大,灼热疼痛,连及头项,声音嘶哑,吞咽不适,呼吸困难,咯吐黄痰,大便干结,小便短赤,舌质绛,苔黄燥,脉弦数。

治法:清热泻火,解毒消瘿。

方药:清肝芦荟丸(《医宗金鉴》)加减。

芦荟9克,黛蛤散12克,青皮6克,牙皂9克,草河车9克,山豆根9克,鱼腥草15克,白花蛇舌草15克,瓜蒌15克,天花粉9克,野菊花6克。

方义及加减:本方以青黛、芦荟、牙皂清肝泄热为君药,草河车、山豆根、鱼腥草、白花蛇舌草、野菊花清热解毒为臣药,佐以青皮、海蛤壳、瓜蒌、天花粉理气化痰、散结润燥。大便干结不通者加桃仁、玄参、首乌,口干多饮、小便短赤者加旱莲草、石斛、沙参、麦冬。

分型四 气血两虚

主症:颈部肿块,局部疼痛,心悸气短,全身乏力,自汗、盗汗,精神萎靡,口干舌燥,五心烦热,头晕目眩,进食困难,形体消瘦,舌质红,苔少,脉细数。

治法:益气养血,清热消瘿。

方药：生脉散（《内外伤辨惑论》）加扶正解毒汤（《备急千金要方》）加减。

党参 30 克,生黄芪 30 克,生地黄 15 克,熟地黄 12 克,麦冬 15 克,五味子 9 克,沙参 15 克,当归 12 克,黄精 15 克,夏枯草 9 克,海浮石 30 克,野菊花 6 克,鱼腥草 15 克,赤芍 12 克。

方义及加减：本方中党参、黄芪益气为君;生地黄、熟地黄、麦冬、五味子、沙参、当归、黄精滋阴养血为臣;野菊花、鱼腥草、赤芍清热解毒为佐;夏枯草,海浮石软坚散结。气虚甚者改党参为人参;心悸多汗加柏子仁、炙甘草;形冷畏寒,面目虚浮者加鹿角霜、菟丝子;阴虚火旺,口舌生疮加淡竹叶、黄连;呃逆不止加玉竹、竹茹、柿蒂;腰膝酸软加旱莲草、牛膝、龟甲、熟地黄。

（二）甲状腺癌的常用中药

根据甲状腺癌的治则治法,常用的中药主要有扶正补虚类、清热解毒抗癌类、活血化瘀抗癌类、化痰软坚类这几大类。

第一类:扶正补虚药

黄芪具有补气升阳、利水消肿、养血通痹、敛疮托毒之功。现代药理研究表明,黄芪具有强心保肝、降压利尿、抗自由基损伤、增强免疫力、抗肿瘤等作用,临床广泛用于各类疾病的虚弱证候。当归具有补血活血,止痛调经之功,为补血常用之品。现代药理研究表明,当归具有明显的抗血栓作用,且能促进血红蛋白及红细胞的生成,同时可以镇静、抗炎及抑制肿瘤生长。现代药理研究发现,鳖甲具有增强机体免疫功能,提高淋巴细胞转化率,防止细胞突变等功效。补骨脂尤善治疗脾肾阳虚之证,现代药理研究发现,其具有增强免疫功能、促进骨髓造血功能、抗衰老、抗肿瘤、抗抑郁等作用。

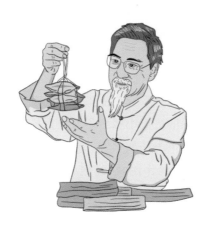

第二类:清热解毒抗癌药

生地黄具有养阴生津、清热凉血之功,甘寒入营血分,尤善清热凉血,用于治热病伤阴、阴虚发热、骨蒸劳热之证。玄参具有清热凉血解毒、滋阴降火散结之功,善治痈肿疮毒、瘰疬结核之证,其含哈巴苷、哈巴酯苷,对多种炎症反应均有抑制作用,还能起到扩张血管、降压保肝、增强免疫等作用。生地黄、玄参在临床上常被用于治疗甲状腺肿瘤晚期出现的阴液亏损、内热伤阴之证,可清阴分虚热,凉血除烦,对于缓解肿瘤患者抑郁焦虑情绪,郁热化火之证有良效。蒲公英具有清热消肿、解毒散结、利湿通淋之功,用于治疗疔疮肿毒、瘰疬结核等症,治疗肝火亢盛之甲状腺肿瘤常配伍夏枯草。藤梨根、白花蛇舌草、半枝莲、八月札等均是常用的抗肿瘤药物。

第三类:活血化瘀抗癌药

三棱、莪术有破血消积、行气止痛之功,用于癥瘕痞块、瘀血心痛等疾。现代药理研究发现莪术醇是莪术油抗肿瘤活性的药效物质基础,其抗肿瘤作用机制主要包括抑制原癌基因、激活抑癌基因;抑制癌细胞核酸代谢;抑制癌细胞增殖并促其凋亡;抑制癌细胞的侵袭和转移等。癌症患者多出现血液高凝状态,三棱总黄酮具有较强的抗血小板聚集及抗血栓作用,三棱水煎液能降低全血黏度。虫类药如水蛭、全蝎、蜈蚣等均有活血通络、息风解痉、散结解毒的作用,在癌症患者的治疗中有着独特的疗效。

第四类:化痰软坚药

夏枯草具有清肝明目、散结消肿之效。现代药理研究发现,夏枯草通过水煎、醇提等得到的不同提取物对多种癌细胞有显著的抑制作用;此外,夏枯草亦有抗炎、免疫抑制等作用。海藻具有消痰软坚散结、利水消肿之功,多用于治瘿瘤瘰疬等症,其所含碘化物可预防和纠正由缺碘引起的地方性甲状腺功能不足,并能抑制甲状腺亢进基础代谢率增高,从而减轻症状。昆布有效成分昆布多糖具有明显的增强免疫功能,能提高外周血细胞数量,并能降血压、镇咳、抗辐射、抗肿瘤。半夏具有燥湿化痰、消痞散结、降逆止呕之功,多用于湿痰寒痰及痈疽肿毒、瘰疬痰核,尤善治脏腑湿痰,为燥湿化痰、温化寒痰之要药。现代药理研究发现,半夏多糖组分、生物碱具有抗肿瘤的作用,其机制为杀伤肿瘤细胞、抑制细胞侵袭、切断细胞信号转导、减轻或逆转癌耐药、调节细胞基因平衡及诱导癌细胞凋亡。浙贝母具有清热化痰、散结消痈之功，用于治疗各种热痰及瘰疬、瘿瘤、疮毒、痈核。

（三）中医治甲状腺癌于未病

治未病理念是中医独有的思想，中国传统文化注重防患于未然，这种思想也是中医治病的最突出的特点。成书于西汉年间的《黄帝内经》首先提出并深刻阐述了治未病思想，《素问·四气调神大论》载"圣人不治已病治未病，不治已乱治未乱，此之谓也"。如果病已经形成了再去吃药，就像天下已经大乱再想着治理，渴了的时候才去打井，兵临城下才去打造兵器，这样不就太晚了吗？因此，圣人都是在疾病还没有发生的时候就开始注重保养和预防，基本的原则就是遵循阴阳平衡之道。成书于西汉年间的《黄帝内经》是黄帝与岐伯等人的问难答疑之书，其讲述治病没有不是以摄养为先导的，开篇《上古天真论》，紧接着《四气调神大论》，都强调要治未然之病，不要等病了、错过最佳治疗时机而导致无法施治。《左传》记载秦国的名医秦缓见晋侯病在膏肓，说治不了了；扁鹊视齐侯病在骨髓，诊断也是救不了了，这就说明他们深知"不治已病治未病"的道理。疾病从形成过程可分为未病、将病、已病、病愈四个阶段，所以中医治未病思想不仅仅指未病先防，还应涵盖既病防变和瘥后防复这两个方面。甲状腺肿瘤的中医调治亦是如此，在疾病的不同阶段见微知著、防微杜渐，便能充分发挥中医治未病的优势，激发人体自身正气，使机体阴阳趋于平衡，脏腑功能恢复协调，达到延年益寿的目的。

未病先防——远离甲状腺癌

古代医家对瘿病的预防早有认识。张子和曾提出将海藻、昆布"投入水瓮中常食"以改善饮用水质来防治瘿病的方法，足见古代前贤非常重视瘿病的未病先防。另外，历代医家还创制了许多防治瘿病的方剂，如葛洪《肘后方》载"海藻酒"治瘿，又如海藻玉壶汤等，至今在临床仍广为应用。

甲状腺癌的预防主要包括调畅情志、合理饮食、适当锻炼等。《诸病源候论·瘿候》载"瘿者，由忧恚气结所生"，说明情志因素在甲状腺发病中具有重要影响。中医认为，肝主疏泄，调畅气机。气机调达则气血运行通畅，脏腑、官窍能发挥正常的生理功能。反之则变生它疾，所谓"百病皆生于气"。《黄帝内经》云："恬淡虚无，真气从之，精神内守，病安从来"。可见恬淡豁达、乐观积极的心态对疾病的预防大有益处。因此，平时要做到心态平和，心情愉悦，保持情绪稳定，从而使人体气机通畅、气血和平，则可以减少甲状腺癌的发生。建立合理的饮食习惯，避免不良嗜好，也是预防甲状腺癌的重要措施。《外科正宗·瘿瘤论》说："瘿瘤之症非阴阳正气结肿，乃五脏瘀血、浊气、痰滞而成。"中医理论认为，脾为生痰之源，若饮食不节，则脾胃损伤，水湿内蕴，聚而生痰，最终导致气滞、痰凝、血瘀等病理产物壅结颈前，可诱发甲状腺癌，因此构建合理的饮食习惯尤为重要。饮食上要以清淡为主，尽量远离辛辣刺激之品，如咖啡、香烟、酒、葱、花椒、辣椒、桂皮等。还要严格控制脂肪的摄入，避免肥胖的发生。此外还要严格控制碘的摄入量，不能盲目补碘，要因地而异，因人而异，科学补碘。适当锻炼，也是预防甲状腺癌的必备条件，因此可根据自身的状况，选择合适的运动，如慢跑、游泳、八段锦、五禽戏、气功导引术、呼吸六字诀等运动，这些运动不但能够强身健体，更能愉悦身心、调节气息、舒缓情绪，同时可通过促进脾胃运化、调达肝气，间接起到行气活血、除湿化痰的作用，也就达到了预防甲状腺疾患的发生。

既病防变——防止甲状腺癌进展

"既病防变"就是指疾病已经发生，就要及早治疗，以防止疾病的发展与转变。《素问·阴阳应象大论》中说："故邪风之至，疾如风雨，故善治者，治皮毛，其次治肌肤，其次治筋脉，其次治六腑，其次治五脏。治五脏者，半死半生也。"就是说外邪侵袭人体，如果不能及时诊治，病邪就有可能由表传里，步步深入，以致侵犯内脏，病情愈来愈复杂深重。所以防治疾病要掌握疾病的发生发展规律及其转变规律，才能有效地治疗，防止转变深入。在甲状腺疾病治疗过程中，及时控制疾病的发展转变，对甲状腺癌的防治至关重要。例如桥本氏病属中医瘿病范畴，病位在肝经循行部位。主要因情志不舒、肝气郁结、调达不畅，以致气滞、痰凝、血瘀结于颈前。桥本氏病患者之所以易患甲状腺癌，正是由于"气""痰""瘀"三种病理产物交阻于颈前日久所致。包括甲状腺结节的治疗亦是如此，可通过中医药干预，根据辨证，相对应地施以疏肝行气，健脾利湿，或化痰散结、活血化瘀等治疗，能达到控制病情，防止其进一步发展的目的。

瘥后防复——预防甲状腺癌治后复发

"瘥后防复"指的是疾病过后应谨慎养护，待正气恢复，邪气除尽，还要谨守调养之道，防止旧病遗留，迁延不止，甚至复发。甲状腺癌患者经过治疗大多病情能得到有效控制，处于缓解恢复阶段，所以在此期间仍要采取相应措施以达到更好的康复效果及预防疾病的复发。

除了注意舒畅情志、饮食起居、锻炼身体外，还可结合自身体质,根据辨证合理使用中医中药的方法减轻治疗不良反应,巩固疗效,以及预防复发。除了中药内服,代茶饮、食疗、穴位敷贴、针刺治疗等方法,都为病后的康复提供了有效的方法。

(四) 甲状腺癌患者的辨证饮食

祖国医学在长期的发展过程中形成了自己独特的理论,认识到食物具有阴阳属性和一定的补泻功效,食疗膳食中的许多食品是药品成分的一部分,有一定的临床疗效。《千金方》认为"凡欲疗疾先以食疗"。食疗药膳是疾病调护中重要的一环,对于肿瘤患者来说,尤应贯穿于治疗和康复的全过程。药食同源,一般以食养为先,虚证明显者,可再用药调。它们均能使机体的气血阴阳达到新平衡,从而恢复健康。食疗的目的是调节阴阳,延缓癌的进展,减少复发,也就是:"治未病"。有专家引入"治未病"思想抗癌转移,阻止癌建立"转移前环境",对转移前环境的认识主要包括正虚,最虚之处便是客邪之地。气滞、血瘀、痰凝是转移的表现。食疗药膳就是通过改变"转移前环境"发挥作用的。

基于调和气血阴阳这一目的,甲状腺癌患者的辨证饮食治疗可从以下几点着手。

辨证:气滞不畅,血瘀停滞

临床症见肿块、疼痛、胸脘胀满、不思饮食、嗳气吞酸、恶心呕吐、大便失常、舌苔腻、脉滑者,其治则为行气活血。饮食易消化清淡食物,宜多食以下食物:焦大麦、海带、魔芋、山楂、柚子、橘、橙、蟹。忌壅气、胀气、油腻食物,如土豆、南瓜、番薯、芋艿、肥肉、牛奶、豆浆、花生等。

此类食物中焦大麦具有益气宽中之功,萝卜既能健胃消食又有化痰顺气的作用;魔芋化痰软坚;辣椒温脾开胃、消宿食、散结气;柚子健胃消食;大蒜活血祛瘀;山楂、蟹能消肉积癥瘕,可用于甲状腺癌伴有腹胀气滞者;蟹爪具有破血功效。

辨证:痰浊凝滞,水湿内停

临床症见颈部肿大,颈项瘰疬,纳差身困、咳嗽喘满、脘胀、痰涎壅盛、痰稠黏难咯、舌苔腻,脉滑者。其治则为理气化湿,化痰祛滞。饮食宜清淡化湿食物,宜多食以下食物:海带、文蛤、冬瓜、赤小豆、鲤鱼、黄豆芽、薏苡仁,忌甜食、油腻食物,如肥肉、牛奶、豆浆等。偏寒湿者宜食温肾健脾、温化寒湿类食物,如芥菜、薤白、生姜等温热食物。偏湿热者宜食清热利湿类食物,如萝卜、马齿苋、薏苡仁、鱼腥草、茯苓等,此类食物中文蛤营养丰富,且能化痰利水、软坚消瘤,是伴有水肿的甲状腺癌患者的营养佳品;海带、海藻、海蜇、紫菜等均能消除癥积、瘿病、结核。

辨证:邪积日久,热毒内生

临床症见发热、疼痛、大便秘结、小便短赤、口干、舌质红、苔黄脉弦数者。其治则宜清热解毒。饮食清淡寒凉食物,如绿豆、芦荟、荸荠、丝瓜、雪里蕻、芥菜、马齿苋、无花果、菱、甘蔗、西瓜、苦瓜、河蚌、茄子、萝卜、薏苡仁、猕猴桃等;忌辛辣、热性、油腻食物,如韭菜、核桃仁、龙眼肉、鹿肉、牛肉、生姜等。阴虚内热者宜进食养阴清热类食物如菱、甘蔗、生梨、西瓜、百合、猪皮、鸭、鳖等。热盛者宜清热凉血类食物如冬瓜、番茄、黑木耳、藕、丝瓜、茄子、苦瓜、马齿苋等。

此类食物中绿豆为传统的清热解毒药，又有中和解毒作用。临床对肿瘤患者，尤其适用于肿瘤伴有继发性感染；菱可除烦止渴益气健脾，国内外均有用于恶性肿瘤治疗的报道；甘蔗、梨、西瓜均具生津作用，甘蔗、梨擅长和胃止呕，润肺止咳，西瓜擅长清热除烦；百合擅润肺清心，所含秋水仙碱有一定的抗癌作用，放疗时常服此品尤为有益。

辨证：脾失健运，中气不足

临床症见纳差、乏力气短、形体羸瘦、头晕目眩、动则喘促、舌淡胖、苔白润、脉细等。其治则为健脾益气。饮食以泡饭、粥等软质易消化食物为主。宜进食生姜、无花果、麦芽、山楂、薏苡仁、山药、扁豆、蜂蜜、鸡内金、瘦猪肉、鲫鱼、银耳、香菇、牡蛎、芦笋、菱角等补脾之品；忌坚硬油腻生冷食物。

此类食物中，山药健脾化湿，调补肺脾肾三脏之气，在甲状腺癌的食疗中占据重要地位；薏苡仁上清肺热，下利脾湿，薏苡仁甲醇提取物和单亚麻脂都具有抗癌增效作用；半枝莲、山慈菇清热解毒、消肿散结，现代研究其有调节免疫抗癌的作用；扁豆治脾胃虚弱、反胃冷吐，具补脾止泻之功，可用于脾虚湿阻之恶性肿瘤；蜂蜜则补中气、安五脏、和百药、解百毒。

辨证：肾气不足，元气大伤

临床症见形体羸瘦、畏寒肢冷、面色苍白、腰膝酸软、神疲乏力、舌淡苔白、脉沉迟者。多见于癌晚期，其治则为补肾益气。饮食以泡饭、粥等软质易消化食物为主。可进食韭菜、核桃仁、龙眼肉、鹿肉、牛肉、生姜等；忌坚硬油腻生冷食物。

此类食物中韭菜、鹿肉有壮阳补肾的作用，适用于甲状腺癌尤其是癌术后见正虚阳亏者。

此外，各种食物对特定的脏腑有较强的作用，中医的"以脏补脏"理论即与此相关，这也是中医食疗的重要依据之一。不同食物归属不同的脏腑，有的归肝经、有的归心经、有的归脾经、有的归肺经、有的归肾经，应根据病变所涉及脏腑进行选择性食疗。常见食物的脏腑归属如下表。

常见食物脏腑归属

脏腑归属	食　　物
肝经	青豆、黑豆、玫瑰、荠菜、笋、李、木瓜、桑椹、荔枝、砂糖、醋、鸭、蚌
心经	赤小豆、苦菜、苦瓜、金针菜、桃梨、桂圆、百合、咖啡、可可茶
脾经	高粱、赤小豆、蚕豆、姜、山药、枣、桂圆、扁豆、椒
肺经	糯米、花生、西瓜、胡桃、百合、萝卜、姜、葱、芥、杏、梨、茶
肾经	黑大豆、山药、桑椹、胡桃、盐、海参、鳖、鸭、猪肉、羊肉、狗肉

(五) 药食同源　舌尖上的"治疗"

中医讲究药食同源，推荐几款适宜甲状腺癌患者吃的药膳，对疾病治疗有利。

第一类：疏肝解郁的药膳

1. 柴胡归芍粥

【制作方法】柴胡 12 克（醋炒），全当归 15 克，赤芍 10 克，粳米 150 克，生姜 10 克，冰糖适量。前 5 味放入砂锅中，加水适量煎煮，煮沸约 10 分钟后，过滤，去渣取汁备用；粳米洗净，置锅中,加水适量,用武火烧沸后,再用文火慢煮,至粥熟后,倒入药汁,加入冰糖,再稍煮即成。每日 1 剂,分 3 次食完,连续服食 7～10 天。

【功效】疏肝解郁,益血柔肝。主治肝郁气滞之甲状腺癌。

2. 佛手柑粥

【制作方法】佛手柑 15 克,粳米 100 克,冰糖适量。佛手煎汤去渣备用。粳米加水煮成稀粥,粥熟后加入佛手汁及冰糖,略煮即可,每日 1 次,连服 7～10 天。

【功效】舒肝行气止痛。主治肝郁气滞之甲状腺癌。

3. 芍归陈皮粥

【制作方法】白芍 10 克,当归 9 克,陈皮 10 克,生姜 6 克,粳米 100 克,白糖适量。先将前四味一并放入砂锅中,加清水适量煎煮,煮沸约 10 分钟后,过滤,去渣取汁备用;粳米洗净,置锅中,加适量水煮粥,先用武火煮沸后,再用文火慢煮,至粥熟后,倒入药汁与白糖,再稍煮至沸即成。每日 1 剂,分 2 次服食,连续服食 5～7 天。

【功效】舒肝解郁,理气散结。主治肝郁气滞之甲状腺癌。

4. 橘皮酒

【制作方法】青橘皮 15 克,青橘叶 12 克,橘核 15 克,黄酒适量。将上述药物与黄酒上洒放入砂锅中,加入适量清水煎煮,煮沸约 10 分钟后,过滤,去渣取汁服用。每日 1 剂,分 2 次温服,连服 5～7 天。

【功效】理气散结止痛。主治肝郁气滞痰结之甲状腺癌。

5. 郁金香附煮鲫鱼

【制作方法】郁金 9 克,香附 9 克,橘叶 6 克,当归 9 克,白芍 9 克,丝瓜络 15 克,大活鲫鱼 1 条,油、盐各少许。将药煎汤去渣,加入活净鲫鱼煮熟,油盐调味后,食鱼喝汤。每日 1 剂,15～20 天为 1 个疗程。

【功效】理气解郁,养血柔肝。主治肝郁气滞,阴血不足之甲状腺癌。

第二类:解毒化瘀散结的药膳

1. 山慈菇膏

【制作方法】山慈菇 150 克,煅蟹骨 30 克,蜂蜜 120 克。山慈菇洗净切片,用水两碗,煎成一碗,捞出山慈菇,放入煅蟹骨末及蜂蜜搅匀,再煎熬成膏状。每次服两汤匙,开水冲服,每日 3～5 次,30 剂为 1 个疗程。

【功效】化瘀解毒,消痰散结。主治瘀毒内阻之甲状腺癌。

2. 莲凤四根膏

【制作方法】半枝莲、蛇葡萄根 150 克,藤梨根、白茅根各 250 克,水杨梅根、凤尾草各 200 克,蜂蜜适量。除蜂蜜外,其余洗净,切碎,置于锅中,加适量清水煎煮,煮沸约 1 小时后,过滤,去渣取汁;如此反复煎煮,去渣取汁 3 次;将 3 次汁液混合后,置锅中熬煮,至汁稠时,加入蜂蜜收膏,装瓶备用。每日服 3 次,每次用温开水冲服 2 汤匙,连续服用 10～15 天。

【功效】清热解毒,化瘀散结,消肿止痛。主治瘀毒内阻之甲状腺癌。

3. 蜈蚣山甲海马散

【制作方法】蜈蚣 6 只,海马 1 只,炙山甲 45 克,黄酒适量。前三味烘干,共研细末,每服 3 克,每日 3 次。用黄酒冲服,连续服 15～20 剂为 1 个疗程。

【功效】化瘀解毒,扶正抗邪。主治瘀毒内阻之甲状腺癌。

4. 天葵子蜜膏

【制作方法】天葵子 30 克,半枝莲 30 克,白蜜 50 克。前二味水煎去渣取汁,加蜜熬膏,每日 1 剂,分 2 次或 3 次服完,连续服用 2～3 周。

【功效】清热解毒,化瘀散结,利湿消肿。主治瘀毒内阻之甲状腺癌。

5. 药汁冲藕粉

【制作方法】凤尾草 9 克,铁树叶 15 克,草河车 30 克,蜂房 9 克,藕粉 30 克,白糖适量。前四味煎汤去渣,趁热冲藕粉,加白糖调味。每日 1 剂,连服 3～4 周。

【功效】清热解毒,活血消肿。主治瘀毒内阻之甲状腺癌。

6. 蜈蚣核桃粉

【制作方法】全蝎 6 克,蜈蚣 2 条,核桃 4 个,黄酒适量。将核桃捶破,去壳取仁,与全蝎、蜈蚣共同焙干研末备用。以温黄酒送服,每次服 3 克,日服 2 次,连续服用 7～10 天。

【功效】活血化瘀,通络止痛,解毒散结。主治瘀毒内结之甲状腺癌。

7. 二花桃仁粥

【制作方法】桃仁 10 克,红花 6 克,金银花 15 克,半枝莲 30 克,粳米 150 克,冰糖适量。前四味一并放入砂锅中,加适量水煎煮,煮沸约 30 分钟后,过滤去渣,取汁备用;粳米洗净,置锅中,加清水适量,放火上,先用武火煮沸后,待粥熟后,倒入药汁与冰糖,再稍煮即成。每日 1 剂,分 3 次食完,连续服食 5～7 天。

【功效】活血化瘀,解毒抗癌。主治瘀毒内阻之甲状腺癌。

8. 芍归枝莲粥

【制作方法】当归尾 15 克,赤芍 12 克,红丹参 30 克,半枝莲 35 克,粳米 150 克,白糖适量。将前四味一并入砂锅中,加清水适量煎煮,煮沸约 30 分钟后,过滤去渣,取汁备用;粳米洗净,放锅中,加水适量煮粥,先用武火煮沸后,再用文火慢煮,至粥熟烂后,加入药汁与白糖,再稍煮即成。趁热服食,每日 1 剂,分 3 次食,连续服食 5～7 天。

【功效】活血化瘀,解毒散结。主治瘀毒内阻之甲状腺癌。

9. 山慈菇海鲜汤

【制作方法】山慈菇 30 克,鲜牡蛎 250 克,鲜文蛤 250 克,海藻 30 克,水发海带丝 45 克,活蟹 2 只,活虾 60 克,葱、姜、油、盐、黄酒、胡椒粉等调味料各适量。牡蛎、文蛤烫开剥肉。螃蟹蒸熟取肉,蟹骨后研末。取牡蛎壳 60 克,文蛤壳 30 克,水煎半小时后,加入山慈菇、海藻及蟹骨末 30 克,再煮半小时,去渣取汁,加入虾、蟹肉、牡蛎肉、文蛤肉及海带丝共煮熟,兑入调料即可食用。酌量分次服,连服 10～15 天。

【功效】化瘀软坚,消肿散结。主治痰湿不化之甲状腺癌。

第三类:健脾化痰的药膳

1. 香砂参苓粥

【制作方法】广木香 10 克,砂仁(布包)9 克,茯苓 15 克,党参 12 克,制乳香 20 克,制乳没 20 克,粳米 150 克,白糖适量。将药装入砂锅中,加清水适量煎煮,煮沸约 20 分钟后,过滤去渣,取汁备用;粳米洗净,置锅中,加水适量,先用武火烧沸后,再用文火慢煮,至粥熟后,倒入药汁与白糖,再稍煮即成。趁热服食,每日 1 剂,分 3 次食完,连续服食 7～10 天。

【功效】健脾利湿,行气化瘀,软坚散结。主治脾虚痰湿不化之甲状腺癌。

2. 参术陈皮粥

【制作方法】党参 12 克, 焦白术 10 克, 广陈皮 9 克, 法半夏 12 克, 牡蛎 15 克, 粳米 150 克, 冰糖少许。将前 5 味药一并置于砂锅中, 加清水适量煎煮, 煮沸约 20 分钟后, 过滤去渣, 取汁备用; 粳米洗净, 置锅中, 加水适量, 先用武火烧沸后, 再用文火慢煮, 至粥熟后, 倒入药汁与冰糖, 再稍煮即成。趁热服食。每日 1 剂, 分 3 次食完, 连续服食 7～10 天。

【功效】健脾益气, 行气化痰, 散结止痛。主治脾虚痰湿不化之甲状腺癌。

3. 药陈猪肉汤

【制作方法】淮山药 100 克, 广陈皮 15 克, 猪里脊肉 50 克, 生姜 10 克, 食盐、葱段、食油、大蒜、味精各适量。将山药去皮, 洗净, 切成丝; 陈皮洗净, 切丝; 猪里脊肉洗净, 切成丝; 生姜切成片; 葱切成末。锅中放油烧热后, 放入姜丝、葱末、陈皮炒, 加水、食盐同煮, 待汤煮沸后, 倒入山药丝、猪肉丝, 肉熟后, 加入味精等调味即成。每日 1 剂, 分 2 次食完, 连续服食 5～7 天。

【功效】健脾利湿, 理气止痛。主治痰湿不化之甲状腺癌。

第四类: 补益气血的药膳

1. 芪术败酱粥

【制作方法】黄芪 15 克, 焦白术 12 克, 红丹参 15 克, 川芎 9 克, 香附子 12 克, 败酱草 30 克, 粳米 150 克, 冰糖适量。将前 6 味药一并置于砂锅中, 加清水适量煎煮, 煮沸约 40 分钟后, 过滤去渣, 取汁备用; 粳米洗净, 加水适量煮粥, 先用武火煮沸后, 再用文火慢煮, 至粥熟后, 倒入药汁与白糖, 再稍煮即成。每日 1 剂, 分 3 次食完, 连续服食 7～10 天。

【功效】益气养血,行气散结,清热解毒。主治气血双亏之甲状腺癌。

2. 参归蛇舌粥

【制作方法】党参 15 克,全当归 18 克,焦白术 15 克,茯苓 20 克,白花蛇舌草 30 克,粳米 150 克,白糖少许。将前 5 味药一并放入砂锅中,加清水适量煎煮,煮沸约 40 分钟后,过滤去渣,取汁备用;粳米洗净,置砂锅中,加清水适量煮粥,先用武火煮沸后,再用文火慢煮,至粥熟后倒入药汁与白糖,再稍煮即成。每日 1 剂,分 3 次食完,连续服食 7～10 天。

【功效】益气养血,健脾利湿,清热解毒,抗癌。主治气血双亏之甲状腺癌。

3. 瘦肉枝莲汤

【制作方法】猪瘦肉 100 克,半枝莲 30 克,生姜 10 克,食盐、大蒜、酱油、葱段、味精各适量。将猪瘦肉洗净,切成丝;半枝莲洗净,切成段;生姜洗净,切成片。上方一并放锅中,加清水适量煮汤,至熟后,加入食盐等调味服食。食肉饮汤。每日 1 剂,分 2 次食完,连续服食 3～5 天。

【功效】补脾益气,清热解毒。主治气血双亏之甲状腺癌。

4. 猴头蛇草汤

【制作方法】猴头菇 60 克,白花蛇舌草 60 克,藤梨根 55 克。将上方洗净,切成段,置砂锅中,加清水煎煮,煮沸约 30 分钟后,过滤去渣,取汁,每日 1 剂,分 3 次饮服,连续服用 5～7 天。

【功效】抑制癌,缩小肿块。主治气血双亏之甲状腺癌。

5. 香贝养荣膏

【制作方法】香附、贝母、人参、茯苓、陈皮、熟地、川芎、当归、白芍各 100 克,白术 120 克,桔梗、甘草各 60 克,生姜 30 片,大枣 20 枚,白蜜适量。将药加水浸透,放入大锅中加热煎煮,每半小时取药汁 1 次,加水再煎,共取汁 3 次,合并药汁,武火烧开,改文火煎熬浓缩至稠,加白蜜一倍,加热至沸停火,待冷装瓶备用。每次取 2 汤匙,空腹,以开水冲化饮服每日 2 次或 3 次,连服 46 周(此方可减半量配制,或按药量比例少配勤制)。

【功效】大补气血,理气散结。主治气血双亏之甲状腺癌。

6. 枸杞茉莉炖乌鸡

【制作方法】枸杞子 15 克,茉莉花 6 克,乌骨鸡 1 只(重约 200 克),盐适量。将鸡杀死去毛及内脏;用纱布包好茉莉花置鸡腹中,竹签缝好鸡腹切口;将枸杞子及乌鸡放入砂锅中加水炖熟,去茉莉花及竹签,食盐调味即可。饮汤食肉,常吃。

【功效】补益气血,扶正抗癌。主治气血双亏之甲状腺癌。

(六) 便捷茶饮方　让治疗变得更为轻松

相较于药膳而言,茶饮方更易操作,且更易坚持,推荐几款适宜甲状腺癌患者的茶饮方,让治疗变得更为轻松。

1. 青皮饮

【制作方法】青皮 10 克,加入冰糖适当,加沸水 450 毫升。

【功效】该代茶饮功善舒肝解郁、散积化滞。青皮性味苦、辛、温,归肝、胆、脾、肺、心经,除有舒肝解郁之功外,长于散积化滞,对于甲状腺癌气郁痰结患者适用。

2. 玫瑰花茶

【制作方法】玫瑰花瓣 10 克,玫瑰花 10 克。将花与茶同置大杯中,沸水冲泡,每日频饮,连服 4～6 周。

【功效】清热解毒,理气活血。主治肝郁气滞之甲状腺癌。

3. 蒲公英败酱糖茶

【制作方法】蒲公英、紫花地丁、败酱草各 30 克,红糖适量。前 3 味加水 500 毫升,煎取 400 毫升,去渣后加红糖调匀。每次 200 毫升温饮,每日 2 次,连服 10～15 天。

【功效】清热解毒,消肿散结。主治瘀毒内阻之甲状腺癌或甲状腺炎。

4. 天冬蜜茶

【制作方法】鲜天门冬 30～90 克,红糖、热蜜各适量。天门冬洗净泡透,切碎榨汁,调入适量红糖蜜水即可饮服。每日 2 次或 3 次,连服 7～10 天。

【功效】养阴清热。主治阴虚内热之甲状腺癌。

5. 山楂菊花茶

【制作方法】生山楂 10 克,白菊花 9 克。将干山楂片和白菊花用清水清洗,放入杯中,加入适量沸水,盖上杯盖,焖泡 3～5 分钟后饮用,可多次冲泡当茶饮。

【功效】清热解毒,活血化瘀。主治瘀热内结之甲状腺癌。

6. 海藻茶

【制作方法】海藻 15 克,用冷开水轻轻漂洗后放入砂锅,加水浓煎 2 次,每次 30 分钟,合并 2 次煎液约煮至 300 毫升,用温开水冲淡,代茶饮。

【功效】软坚散结,消痰抗癌,适合甲状腺癌,此外对胃癌、大肠癌患者作防癌药茶饮料,坚持服食,有辅助治疗作用。

7. 佛手百合茶

【制作方法】佛手 6 克,莲子草 9 克,百合 9 克,生麦芽 15

克,桂圆 3 克,酸枣仁 6 克。将药材用清水清洗,放入杯中,加入适量沸水,盖上杯盖,焖泡 3～5 分钟后饮用,可多次冲泡当茶饮。

【功效】疏肝理气,调理脾胃。适用于脾气暴躁,脾胃虚弱,失眠之甲状腺癌。

8. 麦芽青皮茶

【制作方法】生麦芽 15 克,青皮 6 克,蒲公英 9 克,白芥子 6 克,玫瑰 6 克,橘核 9 克,决明子 15 克,栀子 6 克。陈皮 6 克,将药材用清水清洗,放入杯中,加入适量沸水,盖上杯盖,焖泡 3～5 分钟后饮用,可多次冲泡当茶饮。

【功效】理气化痰,散结消肿,适用于甲状腺结节及癌症人群。

(七) 中医外治 甲状腺癌的绿色疗法

中医外治法,可谓绿色疗法,其无毒副作用,配合中医内治,可起到"一加一大于二"之效,适宜甲状腺癌患者养心安神。

第一种:健身功法导引

中医健身功法导引源远流长,操作简单易行,可以起到治病和保健的作用,同时还可以起到健身益寿的作用,另外还可以提高甲状腺癌患者身体的抵抗力和免疫力,对人体健康是比较有利的。

太极拳:中医常用的健身功法,也是一种武术项目。打拳者亲身跟随音乐的韵律,通过松柔慢匀、刚柔相济、清灵圆活、连绵不断的拳法以达到调和脏腑气血阴阳,起到防病治病、保健的作用。

八段锦:选择适当的运动强度,通过八段优美的动作以达到行气活血、协调脏腑功能的调养保健作用。

五禽戏:通过模仿五种动物的动作,比如老虎的威猛神态,达到壮腰益肾的作用等,保持平衡的心态,调节呼吸气息与动作形态的协调,以达到精神宁静、身轻体健的目的。

建议:中医调养功法注重天人相应,形神相合,应关注四时变化及膳食结构的协调。同时,结合自身的体质情况,选择合适的调养功法,以达到调养身心、强身健体的作用。

第二种:穴位敷贴

穴位贴敷给药是中医外治法的一种,穴位贴敷疗法以整体观念为基本指导,通过相关穴位刺激和药物吸收,达到疏通经络气血,调理脏腑阴阳,从而达到防病治病的作用。穴位贴敷的双重作用,主要分为两个方面:一方面通过刺激特定穴位,激发经气,起到疏通经络、调节气血阴阳的作用;另一方面通过贴敷药物,经皮毛腠理吸收,达到对全身或局部的药理作用。

甲状腺癌的发生与体质因素、情志失调及饮食不节有关,是气、痰、瘀互结所致。其发病病机与肝、脾两脏关系密切。故穴位敷贴主要选择肝经、脾经穴位。

敷贴方法:将黄芪 50 克,玄参 50 克,浙贝母 60 克,莪术 30克,夏枯草 18 克,山慈菇 18 克等粉碎成粉末状,用醋和凡士林调成稠糊状,每晚睡前取上述糊状物 6 克,将其敷贴于足三里、三阴交、神门、太冲、内关穴位处,并按摩 10 分钟,次日睡醒后取下,也可直接使用"穴位敷贴治疗贴"或"散结乳癖膏"进行敷贴。

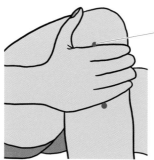

足三里
位于小腿外膝
眼下3寸，胫
骨外侧。

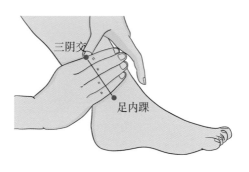

三阴交

足内踝

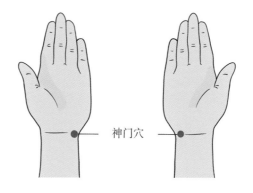

神门穴

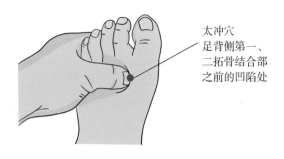

太冲穴
足背侧第一、
二拓骨结合部
之前的凹陷处

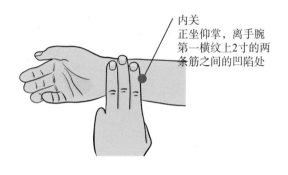

内关
正坐仰掌，离手腕
第一横纹上2寸的两
条筋之间的凹陷处

第三种：耳穴埋豆

耳穴埋豆法是一项采用中药白芥子、王不留行或菜籽等，按耳穴位置埋在压痛点处，加以固定，可通过刺激耳郭上的穴位或反应点，通过埋豆刺激耳穴，达到防治疾病目的的一种操作方法。

甲状腺癌患者耳穴埋豆有一定疗效。耳穴定位：患者取坐位，一手持耳轮后上方，另一手持探棒由上而下在选区内找痛点或敏感点，分别为内分泌、皮质下、脾、胃、肝、肾6个穴位。对称性取双耳内侧穴。消毒耳郭，镊子夹耳穴帖贴敷在选用的耳穴上。指导每日自行按压3～5次，每次每穴30～60秒，3天更换

1次，双耳交替。通过埋豆刺激耳穴，可理气化痰、活血化瘀、消瘿散结，同时调理脏腑功能，调节机体内分泌，从而达到辅助治疗甲状腺癌的目的。

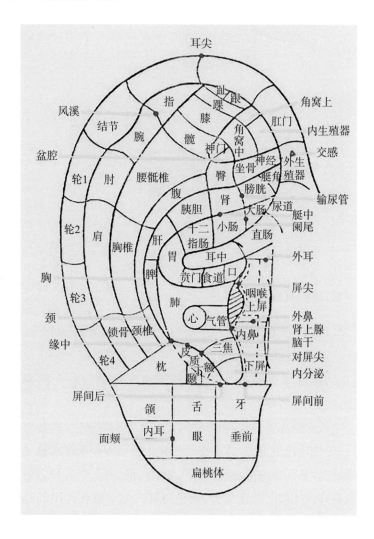

拯救你的甲状腺——这个癌症并不可怕

第五节 ☯ 甲状腺癌患者的情绪管理

甲状腺疾病也是一类情志病，长期处于不良情绪之中，甲状腺也会很受伤。

（一）压力大容易导致甲状腺癌

甲状腺癌的发生除了与遗传、环境、激素水平等有关之外，还与压力密切相关。压力来自生理、环境和心理方面。

正常情况下我们的机体处于一个持续运行的稳定状态。但是，当机体受到压力，尤其是慢性压力时，机体的稳定状态就被打破，会对生长、代谢、循环、生殖、免疫系统和炎症反应产生不利影响，最终导致疾病的发生。虽然目前还不清楚慢性压力是否会直接导致肿瘤的发生，但压力可以通过多种机制促进甲状腺癌的发生。

在慢性压力的作用下，比如负面生活事件、不良情绪、慢性躯体疾病等，下丘脑-垂体-肾上腺轴与下丘脑-垂体-甲状腺轴功能失调，机体的神经内分泌功能发生异常。下丘脑-垂体-肾上腺轴从婴儿期发展到青春期，在生命的头几年表现出很大的可塑性，在青年时期变得更加敏感，在这些敏感时期暴露于压力源会导致糖皮质激素的长期过量分泌。下丘脑-垂体-甲状腺轴从出生后到婴儿期、儿童期、青年期和成年期均处于平衡状态，以控制甲状腺激素的产生和功能，压力会导致下丘脑-垂体-甲状腺轴功能失调，失调后又会以多种方式影响下丘脑-垂体-肾上腺轴。

异常的神经内分泌通过改变细胞因子,诱导低程度的慢性炎症,抑制免疫保护细胞的功能,从而抑制先天和适应性免疫系统反应,导致自身免疫和癌症易感性。慢性炎症可能导致活性氧及其活性更高的代谢物的形成,导致氧化应激,这是癌变过程中最严重的标志步骤,这也可能是甲状腺癌发生的一个关键危险因素。

压力在免疫系统中引起的改变,由此产生的炎症反应,以及与甲状腺癌发生相关的遗传和表观遗传学变化需要进一步研究。了解这些机制可为制订甲状腺癌预防和治疗策略提供新的思路。

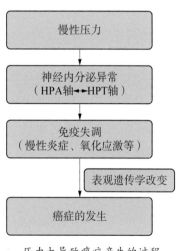

压力大导致癌症产生的过程

(二)"好"癌患者仍要当心焦虑与抑郁

研究显示,甲状腺癌患者焦虑的发生率达 46.4％,抑郁的发生率达 30.1%，远高于健康人群。同时，即使在治疗结束多年后，甲状腺癌患者仍存在焦虑、抑郁等心理问题，这些负面情绪的存在影响了患者的生活质量，研究显示，甲状腺癌患者与其他生存期最差的癌症患者有相似的生活质量水平，这正是由焦虑抑郁等负面情绪所导致的。

引发甲状腺癌患者心理问题的原因

导致甲状腺癌患者心理问题的常见原因，包括以下几方面。

（1）甲状腺癌的确诊。

（2）手术并发症：如颈部疼痛、发音障碍和低碳血症。

（3）激素停用导致的反应：引起短暂的甲状腺功能减退症状，如疲劳、神经功能缺损。

（4）对辐射的恐惧、隔离的孤独感（被关在辐射隔离病房内）。

（5）碘-131 治疗的不良反应：如颈部肿胀、胃肠道症状、食欲减退、失眠等。

（6）对复发的担心。

心理问题影响大　宜早期评估

心理问题不仅影响患者的生活质量，还会影响患者治疗的依从性，影响疾病的预后。因此，我们需要在沟通、信任和支持的基础上与患者建立良好的医患联盟，在常规治疗的基础上，定期对患者进行心理评估，对于有明显抑郁和焦虑的患者实施心理干预，这对促进患者的长期生存至关重要。

两张表筛查焦虑与抑郁

下面两张量表是临床上常用的评估焦虑和抑郁的量表,建议自测。早期发现问题,及早进行心理干预,利于患者尽快康复。

焦虑筛查量表:GAD - 7

最近 2 个星期里,你有多少时间受到以下任何问题的困扰?	完全不会	几天	一半以上日子	几乎每天
1. 感觉紧张、焦虑或急切	0	1	2	3
2. 不能够停止或控制担忧	0	1	2	3
3. 对各种各样的事情担忧过多	0	1	2	3
4. 很难放松下来	0	1	2	3
5. 由于不安而无法静坐	0	1	2	3
6. 变得容易烦恼或急躁	0	1	2	3
7. 感到害怕,似乎将有可怕的事情发生	0	1	2	3

总分:21 分。0~4 分没有焦虑,5~9 分轻度焦虑,10~14 分中度焦虑,15~19 分中重度焦虑,≥20 分重度焦虑。如果≥5 分则建议进一步做心理评估。

抑郁筛查量表:PHQ - 9

最近 2 个星期里,你有多少时间受到以下任何问题的困扰?	完全不会	几天	一半以上日子	几乎每天
1. 做事时觉得没意思或只有少许乐趣	0	1	2	3
2. 感到心情低落、沮丧或绝望	0	1	2	3

最近 2 个星期里,你有多少时间受到以下任何问题的困扰?	完全不会	几天	一半以上日子	几乎每天
3. 入睡困难、很难熟睡或睡太多	0	1	2	3
4. 感觉疲劳或无精打采	0	1	2	3
5. 胃口不好或吃太多	0	1	2	3
6. 觉得自己很糟,或觉得自己很失败,或让自己或家人失望	0	1	2	3
7. 很难集中精神做事,例如看报或看电视	0	1	2	3
8. 动作或说话速度缓慢到别人可察觉到的程度? 或正好相反,你烦躁或坐立不安,动来动去的情况远比平常多	0	1	2	3
9. 有不如死掉或用某种方式伤害自己的念头	0	1	2	3

总分:27 分。0~4 分没有抑郁,5~9 分轻度抑郁,10~14 分中度抑郁,15~19 分中重度抑郁,≥20 分重度抑郁。如果≥5 分则建议进一步做心理评估。

(三) 甲状腺癌患者如何舒缓心情

常用于改善甲状腺癌患者心理问题的心理干预手段包括认知行为治疗和基于正念的减压治疗。

认知行为治疗

对甲状腺癌患者的认知行为治疗一般运用以下一些方法。

(1) 心理健康教育:了解甲状腺癌的专业知识,增加对疾病的认识;了解治疗相关信息,包括治疗目的、治疗中的反应、治疗后的用药及自我保健;指导如何进行有效的医患沟通;回答患者有关疾病及其临床的各种问题。

(2)认知疗法:纠正患者歪曲的认知,打破负面思维、情感和行为之间的循环,识别不良应对和鼓励适应性应对等。

(3)放松训练:一般先采用渐进式肌肉放松指导,鼓励患者和治疗师讨论形成属于自己风格的放松方法。此外,生活中的问题解决技术及患者的社会支持的探索也被纳入治疗中,帮助整体改善患者的情绪、社会功能等。

基于正念的减压治疗

主要使用由乔·卡巴金开发的为期 8 周的正念减压疗法,根据患者具体情况可在标准操作基础上适当改动。治疗内容一般包含正念减压治疗理论介绍;正念呼吸的介绍与练习;静坐冥想的意义;正念行走,帮助探索动作与情绪的关系、身体扫描的意义与练习;基于瑜伽的伸展姿势、正念的倾听与思考;理解非评判意识及最后的总结,同时发展出适合患者自己的正念模式。治疗结束后,该疗法也倾向于让患者在生活中继续进行正念练习并在日常生活中践行正念的态度,即"非评判、关注在当下"的生活态度。

为了使甲状腺癌患者达到更好的康复效果,无论是甲状腺癌患者本人还是家属或是相关健康工作从业者,都需要对患者的心理问题给予更多的关注与理解,使其适当接受心理干预,助力其更好地与疾病对抗,与更好的生活质量相会。

第五章
甲状腺癌康复篇

任何疾病治疗后都有一段非常重要的康复期,甲状腺癌患者亦是如此。在对肿瘤进行治疗后需要根据医生的建议,在康复期做好相关事项,这样可以促进疾病康复,并可以最大程度获得更好的预后。那么,甲状腺癌患者的康复需要注意哪些事项呢? 在这一章里我们就和大家聊一聊。

第一节 ☺ 甲状腺癌术后随访勿懈怠

尽管很多人都认为甲状腺癌是相对友好的"惰性"肿瘤,但是约有 20% 的患者在术后 10 年内会发生肿瘤复发或转移。因此,分化型甲状腺癌患者手术后,需要相当长时间的随访。患者是否按照医嘱认真服用左甲状腺素钠,是否定期随诊复查,以及是否及时发现病情变化并进行有效的治疗,与甲状腺癌患者的癌复发风险和疾病特异性死亡率等密切相关,所以甲状腺癌术后规律的随访非常重要。

（一）甲状腺癌术后随访　需要了解这些内容

甲状腺癌术后随访的目的主要是两个方面：一是监测甲状腺激素水平，了解 TSH 抑制（或替代）治疗是否达标；二是监测肿瘤病情，了解有无复发或转移。随访复查的内容主要包括血清甲状腺激素、TSH、甲状腺球蛋白及抗体（Tg、TgAb）的变化；颈部超声、CT、MRI、碘-131 全身显像等，根据患者个体化病情选择性采用。

血清肿瘤标志物监测癌复发或转移

甲状腺癌患者在接受初始治疗后，建议在随访中每 6～12 个月同时检测血清 Tg 和 TgAb，对于已经达到疗效满意的患者，监测频率可降低至 12～24 个月检查 1 次。

Tg 是甲状腺滤泡上皮细胞分泌的特异性蛋白，对已行全甲状腺切除或碘-131 治疗后的分化型甲状腺癌患者，血清中不应存在 Tg。如果在血清中测到 Tg 或 Tg 持续升高，可能提示分化型甲状腺癌病灶残留或复发。TgAb 的存在可能会干扰 Tg 的测定，造成其检测结果不准确。TgAb 最常见于慢性淋巴细胞性甲状腺炎，患者在接受全甲状腺切除后，TgAb 通常会随着甲状腺的去除而逐渐下降，预计 1～3 年转阴。如果 TgAb 持续存在或逐渐增高，同样也提示肿瘤残留、复发或转移。

影像学检查定位肿瘤病灶或评价治疗效果

颈部是甲状腺癌最常波及的部位，因此甲状腺癌患者应定期复查颈部超声，了解有无原位复发和颈部淋巴结转移。复查

拯救你的甲状腺——这个癌症并不可怕

间隔为 6～12 个月,如已经达到满意疗效,可在 5 年之后逐渐延长检查间隔。在随诊中如发现可疑病灶,应进一步通过穿刺细胞学检查、穿刺洗脱液 Tg 等检查进一步明确诊断。如果颈部的病灶接受了消融等局部治疗,则应遵医嘱定期复查评价治疗效果。

CT、MRI、诊断性碘-131 全身显像和 PET/CT 在分化型甲状腺癌的术后随访中均有一定价值。对于超声可能无法完全探及的部位,以及 Tg 或 TgAb 持续升高但超声未见明确转移灶时,可行颈部增强 CT 或 MRI、胸部 CT 等寻找肿瘤病灶。如果已经确诊存在肿瘤复发或转移灶,也需要定期复查 CT、MRI 等评价治疗效果,复查间隔因病情和治疗方法各异。PET/CT 能高效检测出全身的转移灶,一般在血清 Tg 持续升高(如大于 10 纳克/毫升)而诊断性碘-131 全身显像阴性时,用以协助寻找和定位病灶;通过复查 PET/CT 得到的代谢反应对评估治疗反应、判断预后也有重要价值。

五种情况下术后辅助碘-131 全身显像

诊断性碘-131 全身显像(Dx - WBS)是指在 TSH 刺激状态下,给患者口服 2～5 毫居的碘-131,通常在 24～48 小时后行全身显像。Dx - WBS 有助于在首次碘-131 治疗前探查术后残留的甲状腺组织以及可疑转移灶的摄碘情况。在随访中也会根据患者个体化病情选择性做 Dx - WBS。主要见于以下几种情况:

(1)首次碘-131 治疗前评估病情,了解残留甲状腺组织的数量,以及可疑转移灶的摄碘情况,辅助后续碘-131 治疗决策及个体化剂量实施。

(2)首次碘-131 清甲或辅助治疗后 6～12 个月行 Dx -

WBS,结合血清学检测等,评估患者的治疗反应,指导后续的随诊方案。

（3）接受碘-131清灶治疗的患者中,在复次治疗前通常可通过 Dx - WBS 了解对前次治疗的反应及当前病灶的摄碘能力,为进一步的治疗策略提供参考。

（4）常规随访中发现血清肿瘤标志物(Tg 或 TgAb)持续升高,可行 Dx - WBS 了解有无摄碘性肿瘤复发或转移灶。

（5）常规随访中其他检查如 CT、MRI 等发现可疑肿瘤复发或转移灶,可行 Dx - WBS 了解其是否具有摄碘功能,为筛选碘-131 治疗指征提供影像学依据。

基因检测辅助诊断并指导治疗

基因检测是通过对基因层面的检测,如基因突变、基因融合等判断肿瘤性质的手段。术后通过检测侵袭性和预后相关的基因指标,可以指导随访;而在随访过程中,若怀疑存在甲状腺癌复发或转移性甲状腺癌病灶,可以结合基因检测结果辅助诊断并指导治疗。

那么有哪些基因对预后具有辅助作用呢？与甲状腺癌的发生、发展相关的基因突变类型包括 BRAF、TERT 启动子、RAS 基因点突变和 RET/PTC 重排、PAX8/PPARG 基因融合突变等,通过基因位点的检测可以辅助评价肿瘤侵袭性、预测疾病复发及预后等。比如,TERT 基因可用于判定预后和复发。如果发现 TERT 基因突变,则提示患者可能预后会比较差,尤其是在一些低分化的甲状腺乳头状癌中。而 BRAF 基因 V600E 和 TERT 基因突变都存在的情况下,患者预后可能更差。此外,TP53 基因与甲状腺癌去分化有关,其突变也提示预后不良。

随访可以在不同的医院完成吗

每个甲状腺癌患者的病情不同，接受的治疗及反应存在差异，各地的医疗条件以及医生团队综合诊治的实力也存在差距，再加上可能会受到不可抗力的外在因素影响，这些都是患者在选择随访医院时需要考虑的因素。

对于大部分经过初始治疗后反应良好的患者，本着地域就近、就诊便利的原则，选择在不同医院完成随访是完全可以的。值得一提的是，不同医院的血清学指标检测试剂盒可能不同，所以正常值参考范围存在差异，专科医生在分析结果时会具体情况具体分析。另外，少数情况下，因缺乏原始影像资料（如 CT 图像）或影像报告模式不同等原因，不同医院间的影像学资料前后对比可能存在一定困难，医生可能在具体分析后确定是否需要重新检查。

少部分患者病情相对棘手，可能正在接受一些特定治疗（如外放疗、靶向药物治疗等），随诊的目的是评价治疗效果，建议尽量在同一家医院随诊，由同一个诊疗团队来评估病情，更加有利于后续方案的制订。

总之，患者在同一家医院随诊可以最大限度地保证临床资料的可比性，更便于评估病情；但是，对于大多数病情稳定患者的常规随访，中途更换随访医院也是没有问题的，只是一定要将前期的病历资料整理完善，提供给新接诊的医生参考。

（二）术后癌复发 该怎么办呢

癌复发或转移是甲状腺癌患者最不期待但又无法绝对避免

的事情,防治结合、减低对生活质量乃至长期生存的影响是处理这个问题的基本原则。

（1）坚持遵嘱规律口服左甲状腺素钠,定期随诊复查调整剂量,可以有效抑制肿瘤的复发或转移。

（2）血清学检查提示病情复发,应尽快行颈部超声、胸部CT 等寻找病灶,必要时可查诊断性碘-131 全身显像和/或全身PET/CT,或通过细胞或组织活检病理来确诊。

（3）对于已经通过影像学证实的癌复发或转移灶,后续的治疗方式因病灶部位、大小、数量、侵犯程度、是否摄碘、进展快慢等有所不同,通常会由多学科诊疗团队会诊商讨、个体化施治。通常可采取的治疗策略如下：TSH 抑制治疗下密切随诊监测；局部治疗如手术切除、外照射、消融治疗、粒子植入治疗等；系统治疗如靶向药物治疗、免疫治疗等。患者在不同病情阶段可能适用不同的治疗方式,也可能需要多种治疗方式联合使用。

（4）针对甲状腺癌复发或转移灶治疗后的复查随诊也是至关重要的,可以评价治疗反应,必要时及时调整治疗策略。

第二节 ☯ 甲状腺癌术后　不可忽视的TSH 抑制治疗

甲状腺癌是一种起源于甲状腺滤泡上皮或滤泡旁上皮细胞的恶性肿瘤。根据肿瘤起源及分化差异,甲状腺癌又分为甲状腺乳头状癌（PTC）、甲状腺滤泡癌（FTC）、甲状腺髓样癌（MTC）及甲状腺未分化癌（ATC）。其中,甲状腺乳头状癌最为常见,占全部甲状腺癌的 85%～90%,而甲状腺乳头状癌和甲状腺滤泡癌合称分化型甲状腺癌(DTC)。

在所有甲状腺癌中,分化型甲状腺癌生物行为温和,恶性程度低,预后较好。同时,分化型甲状腺癌是 TSH 依赖性肿瘤,TSH 能够刺激分化型甲状腺癌细胞,导致可能残存的甲状腺癌组织增生,增加复发的可能性。

因此,TSH 抑制治疗是分化型甲状腺癌术后的重要一环,即术后应用超生理需要量的甲状腺激素将 TSH 抑制在正常低值或低于正常下限甚至测不到,以减少肿瘤复发的风险。TSH 抑制治疗首选的药物是左甲状腺素钠。

(一) 解析 TSH 抑制治疗的疑惑

关于 TSH 抑制治疗,患者会有很多的疑惑或疑虑,下面就患者关心的问题一一作答。

手术后吃左甲状腺素钠的量人人都一样吗

"医生,帮我看看这个甲状腺的化验单是否正常,左甲状腺素钠的量要调整吗?"这是甲状腺术后患者随访时经常会问的一个问题。

那么究竟吃多少算合适? 这个问题看似简单,实际并不简单。首先,医生会对患者的甲状腺癌进行复发危险分层,根据肿瘤的病理类型及组织学亚型,是否侵犯到淋巴结、周围组织,是否侵犯到血管及局部或远处转移等,将分化型甲状腺分为低危、中危和高危。医生需要手术病理报告,以对患者的甲状腺的情况进行危险分层。同时,医生会询问患者是否有心脏病、骨质疏松等病史。

因为 TSH 抑制治疗过程中会增加心脏病和骨质疏松的风险，特别是中高危的患者，因长期使用超生理剂量的甲状腺激素，可能会增加心律失常和心血管不良事件的发生；绝经后妇女可能会增加骨质疏松症的发生率，并导致骨折风险的增加。

最后，医生会综合分析患者的情况，为每位患者制订个体化的 TSH 抑制目标及左甲状腺素钠的剂量，平衡 TSH 抑制治疗的获益与不良反应风险，将 TSH 抑制至接近达标的最大可耐受程度，并予以动态评估，同时预防和治疗心血管和骨骼系统的相应病变。

左甲状腺素钠治疗需要终身吗

回答是肯定的。但不同时期服用左甲状腺素钠的目的不一样，所以服用的剂量也会有变化。

有研究显示，TSH 抑制水平与分化型甲状腺癌的复发、转移和癌症相关死亡的关系密切，特别对高危的甲状腺癌患者，这种关联性更加明确。

如果高危的分化型甲状腺癌患者手术后 TSH 抑制至 0.1 微摩尔/升以下时，肿瘤复发、转移的概率显著降低。即使是低危的甲状腺癌患者，术后 TSH 抑制在 0.1～2.0 微摩尔/升的范围内即可使总体预后显著改善。

这种 TSH 抑制治疗需要维持终身吗

研究发现，分化型甲状腺癌手术后 40 年内复发率约为 35%，其中 2/3 发生在术后 10 年内，特别是甲状腺癌术后的第 1 年。

因此，手术后 10 年内服用左甲状腺素钠的目的有两个，一是补充甲状腺部分或全部切除后甲状腺功能的不足，其次是预防甲状腺癌的复发，特别是手术后第 1 年，服药的剂量更多，对抑制 TSH 的要求更高。

分化型甲状腺癌手术 10 年后复发的风险会明显降低，这时候服用左甲状腺素钠的目的仅仅是补充甲状腺功能的不足，所以服用的量也会明显减少，但因为是替代治疗，所以需要终身服用。

（二）服用左甲状腺素钠太随性　当心影响治疗效果

因为患者肿瘤的危险分层不同，TSH 抑制治疗过程中不良反应的风险不同，以及手术后时间不同，抑制治疗的目标值也不尽相同。

对患者个体而言，抑制治疗的左甲状腺素钠剂量就是达到其 TSH 抑制目标所需的剂量。

对甲状腺已全部切除的分化型甲状腺癌患者，抑制治疗的左甲状腺素钠剂量通常高于单纯替代剂量，平均约为每天每公斤体重 1.5～2.5 微克，在老年（尤其 80 岁以上）患者中，达到 TSH 抑制的左甲状腺素钠剂量比年轻人低 20%～30%，原因在于老年人甲状腺激素的降解率更慢。

另外，左甲状腺素钠的起始剂量因患者年龄和伴发疾病情况而异。

以甲状腺全部切除的患者为例：年轻的患者直接启用目标剂量，也就是每天 1.5～2.5 微克/千克；50 岁以上的患者如无心脏病及其倾向，初始剂量为每天 50 微克；如患者有冠心病或其他高危因素，初始剂量为每天 12.5～25 微克甚至更少，同时剂量增加更缓、调整周期更长,并严密监测心脏状况。

起始剂量确定后,一般每 4 周左右测定一次 TSH,调整左甲状腺素钠的剂量,直至达到 TSH 抑制治疗的目标值,确定左甲状腺素钠的最终剂量。

在剂量调整阶段,达标后 1 年内每 2～3 个月复查甲状腺功能,2 年内每 3～6 个月复查;5～10 年内每 6～12 个月复查甲状腺功能,以确定 TSH 始终维持于目标范围。

左甲状腺素钠的服用方法也很重要,不当的服药方法会影响治疗效果,不利于 TSH 达标。

早餐前空腹顿服最利于维持稳定的 TSH 水平,一般是在早餐前 30～60 分钟,空腹一次性将一日剂量用适当液体(例如半杯水)送服。

如有漏服,次日应服用双倍剂量,直至补足全部漏服剂量。有部分患者因气候变化 TSH 水平会相应波动,这样的患者需要根据冬夏季节 TSH 水平的变化调整左甲状腺素钠用量(冬增夏减)。

有些药物和食物会影响左甲状腺素钠的作用及效果,所以服用左甲状腺素钠后应在间隔足够时间服用这些特殊药物或食物:与维生素、滋补品间隔 1 小时;与含铁、钙食物或药物间隔 2 小时;与奶、豆类食品间隔 4 小时;与药物考来烯胺或降脂树脂间隔 12 小时。

(三) TSH 抑制治疗期间　你的心脏还好吗

TSH 抑制治疗需要使用超生理剂量甲状腺激素,因此有可能会造成亚临床甲亢,而且抑制治疗的疗程一般为 5～10 年。

这样 TSH 长期被抑制在正常值以下,甚至很低水平(<0.1 微摩尔/升)。长期服用超剂量的左甲状腺素钠,可能会导致心率加快、心动过速,甚至会导致或加重心律失常(特别是心房颤动),同时还可能加重心脏负荷和心肌缺血,引发血压升高等,对于既往已经存在心脏病或者有心脏病风险的患者,特别是老年人,甚至会导致患者心血管病相关事件,住院和死亡风险增高。

因此,对需要将 TSH 抑制到低于正常参考范围下限的分化型甲状腺癌患者,TSH 抑制治疗前需要评估基础心脏情况;定期监测心电图,必要时行动态心电图和心脏超声检查;定期进行血压、血糖和血脂水平监测,必要时行颈动脉超声检查测定颈动脉内膜中层厚度,以协助评估动脉粥样硬化的危险性。

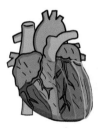
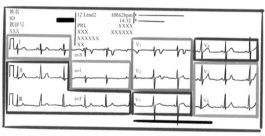

心电图

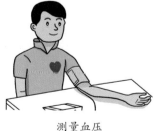

测量血压

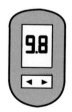

测量血糖

对于抑制治疗前有心血管疾病及心脏病风险，或服用左甲状腺素钠后出现心慌不能耐受的患者，可使用β受体阻滞剂（如倍他乐克），不仅可以降低心率，缓解心慌症状，而且可以使外源性亚临床甲亢带来的心脏舒张功能和运动耐力受损得到改善，并能控制心血管事件（尤其是心房颤动）的相关死亡率，提高患者生活质量。同时，还可以针对性地给予地高辛、血管紧张素转换酶抑制剂或其他心血管药物治疗，并适当放宽 TSH 抑制治疗的目标，也就是减少甲状腺素剂量。

因此，TSH 抑制治疗最佳目标值应满足：既能降低分化型甲状腺癌的复发、转移率和相关死亡率，又能减少外源性亚临床甲亢导致的不良反应。

（四）甲状腺癌术后需提防骨头变脆了

TSH 抑制治疗是应用超生理需要量的甲状腺激素将 TSH 抑制在正常低值或低于正常值下限甚至低于检测值下限，以减少肿瘤复发的风险。但是，TSH 抑制治疗可能会引发骨质疏松症，因此提醒患者除了监测 TSH 指标之外，还需要定期监测骨量。

不可小觑的骨质疏松

骨质疏松症是以骨强度下降、骨折风险性增加为特征的骨骼系统疾病。以腰背疼痛为主，也可能全身骨骼疼痛；拿重物时疼痛加重，严重时翻身、起坐及行走都有困难。骨质疏松严重者可有身高缩短和驼背，脊柱畸形和伸展受限，骨质疏松最严重的后果是骨折。常见部位是脊椎、髋部、前臂远端、上臂近端等。

因此，不要小觑骨质疏松，其会严重影响患者的健康及生活质量。

TSH 抑制治疗对骨骼影响到底如何呢

由于部分中高危的分化型甲状腺癌的患者可能长期处于亚临床甲亢状态，因此会导致骨代谢加快，增加骨质疏松的发生风险，特别是绝经后妇女，可能会增加骨质疏松症的发生率，并导致骨折风险增加。因为绝经后女性雌激素水平下降，影响骨代谢，容易导致患者骨质丢失，甚至发生骨质疏松。因此，指南推荐，接受 TSH 抑制治疗的绝经后女性，应该启动骨质疏松预防方案，补充足够的钙和维生素 D。对于本身已存在骨质疏松的绝经后女性，应立即启动抗骨质疏松治疗。

那么 TSH 抑制治疗对男性和绝经前女性的骨骼有影响吗？现有研究未发现 TSH 抑制治疗对这部分人群的骨骼有影响，但指南中也推荐对进行 TSH 抑制治疗的普通患者应积极监测骨质情况，如定期监测骨密度，戒烟、限酒，适当运动锻炼，也可补充钙剂和维生素 D。应制订个体化的 TSH 抑制目标，平衡 TSH 抑制治疗的获益与不良反应风险，将 TSH 抑制至接近达标的最大可耐受程度，并予以动态评估，预防和治疗骨骼系统的相应病变。

由此可见，TSH 抑制治疗虽然有引发骨质疏松的风险，但患者遵医嘱，定期随访，监测骨密度，可以预防骨质疏松的发生，即便已经发生了骨质疏松也能进行早期干预，让患者拥有健康的骨骼及较高质量的生活。

第三节 ❤ 甲状腺癌康复 不可或缺的营养支持

目前,甲状腺癌最主要的治疗方式就是手术治疗,即通过外科手术将甲状腺单侧或者两侧切除,进而将可能转移的淋巴结或者已经转移的淋巴结清除。饮食是术后护理的重要部分,合理的饮食和营养可以减少术后并发症,促进术后恢复。

(一) 甲状腺癌患者的五大营养需求

营养对于甲状腺癌术后患者来说非常重要,可以促进患者早日康复。那么患者需要哪些营养呢?

能量

对于癌症患者,在开始营养干预之前,可根据 24 小时的能量消耗估计每日能量需要量。在无法间接测得患者能量需要的情况下,热量摄入应设定在 25～30 千卡/(千克·天)的范围内。在实际情况中,甲状腺癌患者存在能量摄入不足,可通过少食多餐的方式,选择营养能量密度高的食物。

蛋白质

关于蛋白质摄入量,欧洲肠外肠内营养学会(ESPEN)实践指南建议蛋白质摄入量大于 1 克/(千克·天),可增加至 1.5 克/(千克·天),肾功能正常的患者蛋白质目标需要量可提高至 2.0 克/(千克·天)。首选的是含有优质蛋白质的食物,如奶类及其制品、蛋类、鱼类等。晚期甲状腺癌患者肌肉丢失严重，如果无法从膳食中获得足够蛋白质，则可以添加乳清蛋白作为补充，以提高蛋白质摄入量。

碳水化合物

碳水化合物供能比例为 50%～65%；对胰岛素抵抗伴体重下降患者，应减少碳水化合物供能比例，选择饮食时需考虑食物的血糖生成指数（用来衡量食物中碳的化合物对血糖浓度的影响，简称 GI）值和血糖负荷（反映进食后食物引起人体血糖升高的程度）GL 值。

脂肪

脂肪功能比例为 20%～30%；对胰岛素抵抗伴体重下降患者，推荐增加脂肪供能比例。可以选用含有单不饱和脂肪酸较多的食物（如坚果、橄榄油）以及含多不饱和脂肪酸较多的鱼肉、核桃、大豆油等。

维生素和矿物质

甲状腺癌患者应当补充生理需要量的维生素及微量元素，避免机体维生素及微量元素缺乏。维生素及微量元素的需要量可以通过日常饮食来实现，保证每日有 400～500 克蔬菜、200克水果的摄入。如果由于患者食欲下降导致食物摄入不足，口服肠内营养（EN）或肠外营养（PN）补充剂可增加甲状腺癌患者维生素摄入量。

（二）甲状腺癌术后营养支持怎么做

甲状腺癌患者的营养支持治疗已成为甲状腺癌多学科综合治疗的重要组成部分。进行合理的营养支持治疗之前，首先需正确评估肿瘤患者的营养状况，筛选出存在营养不良或营养风险的患者，及时给予治疗。同时，在营养支持治疗过程中还需要进行再评估，以便及时调整营养支持治疗方案。

利用营养干预来保持体重或增加消瘦患者的体重，减少疲劳，改善生活质量，纠正特定的营养不足，减少与营养有关的不良反应和并发症，增强免疫力，降低感染风险。

进行营养风险筛查与评估

1. 营养风险筛查

美国肠外肠内营养学会（ASPEN）和欧洲临床营养和代谢学会（ESPEN）均建议，营养风险筛查应列入临床常规操作中。营养风险筛查量表（NRS2002）和患者自评主观全面评定量表（PG-SGA）因在癌症患者营养评估中被证实灵敏性高、特异性好，已成为临床上癌症患者营养状况评估的主体。

2. 营养评估

对于营养风险筛查后有营养风险的患者，建议从营养摄入、营养影响症状、肌肉质量、身体表现和全身炎症程度的角度进行客观和定量评估。

2018年全球领导人营养不良倡议（GLIM）发布了成人营养不良的诊断标准，营养不良评估共包括以下三步：第一步为使用经过临床有效性验证的筛查工具进行营养筛查，明确患者是否有营养风险或营养不良风险；第二步为在筛查阳性的患者中，需至少符合 3 个表现型指标[非自主性体重降低、低身体质量指数（body mass index，BMI）、肌肉量丢失]之一和 2 个病因学指标（食物摄入或吸收降低、炎症或疾病负担）之一，才可评定（诊断）为营养不良；第三步为判定是否重度营养不良。当表型标准中有体重下降、低 BMI、肌肉量减少时视为存在中度或重度营养不良。

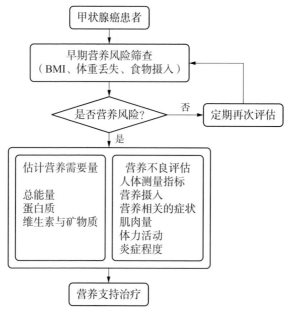

甲状腺癌患者的营养筛查与营养评估

选择合适的营养治疗方法

1. 膳食建议和口服营养支持
建议甲状腺癌术后患者进食优质、高热量的流食和软食，可运用医用流体膳食补充剂增加热量和蛋白质摄入。患者能量摄入可参考健康人群标准,25~30千卡/(千克·天)。膳食中增加蛋白质摄入可增强患者肌肉蛋白质合成代谢。如肝肾功能无明显异常,患者蛋白质摄入量应达到1.0~1.5克/(千克·天),其中优质蛋白应占总蛋白量的50%以上。

2. 肠内营养

对于不能主动经口摄食或经口摄入不足的甲状腺癌术后患者,可选择经鼻胃管或鼻空肠管;需长期进行肠内营养支持治疗的放疗、化疗患者可以选择经胃造瘘术或空肠造瘘术补充营养。

3. 肠外营养

对于不能耐受肠内营养且需要营养支持治疗的甲状腺癌术后患者,推荐使用肠外营养。

应对不适症状的饮食

1. 食欲不振、厌食

制订膳食计划可以帮助患者将食欲不振、厌食的不良影响降低到最小,具体的措施如正餐少而精,加餐每天2~3次;随时携带高热量、高蛋白质的点心;加餐可选用水果、奶制品。

2. 恶心、呕吐

恶心、呕吐是甲状腺癌化疗常见的不良反应。饮食调整策略包括全天少量多餐;尝试干的食物;食用清淡、柔软、易消化食物;避免油腻、辛辣的食物。

3. 口腔溃疡

在甲状腺癌患者中,口腔溃疡也是常见的症状,可能造成进食减少、畏食。发生口腔溃疡的患者,应食用清淡、柔软、高蛋白质的食物,或者将食物打碎,食物应常温或微凉。此外,避免刺激性调料、坚硬的食物、酒精,同时补充 B 族维生素。

(三) 甲状腺癌术后这样吃　更利于促进康复

甲状腺术后由于麻醉和颈部的创伤,消化和吞咽功能暂时会受到影响。遵医嘱开始进食后,需要进行合理的饮食过渡,应遵循"由少到多、由稀到稠、少量多餐、循序渐进"的原则。

饮食分术后"短期饮食"和"长期饮食"两个时期。

第一步:术后短期(两周)饮食

术后饮食过渡包括 4 个阶段:流质饮食—半流质饮食—软饭—正常饮食。

术后参考膳食种类过渡安排

阶段	膳 食 种 类		
术后第 1 天	流质饮食(温凉)	液体,或在口腔内可融化为液体	米糊、蔬菜汁、低密度口服营养补充剂(ONS)等
术后第 2～3 天	半流质饮食(温凉)	介于流质与软饭之间的食物	米粥、面条、馄饨、豆腐脑、高密度口服营养补充剂(ONS)等
术后第 4 天之后	软食	切碎、制作软烂的食物	软米饭、馒头、包子等各种发面蒸食、面条、粥类、蔬菜切碎制软等

逐渐恢复到普通膳食。饮食宜清淡、易消化,以营养均衡为主。

1. 清淡饮食,流质易消化

甲状腺术后短期内建议以易消化、吸收的食物为主,少吃油炸食物、高脂食物和鸡蛋、牛奶等高蛋白食物，忌烟、忌酒、忌辛辣刺激食物。

2. 均衡营养，适当进补

经常有患者询问："术后需不需要吃点补品，养养身子?"对西医来说，补品并未有明确的研究证明其疗效。因此，要保证合理的饮食结构，均衡摄入各种营养物质，适当进补。

甲状腺癌患者体内蛋白质分解高，合成代谢功能减低，营养处于入不敷出的状态，对于蛋白质要求量会增加。建议以优质蛋白为主，比如鸡蛋、牛奶、禽肉、畜肉等。为了促进伤口愈合，食物种类要多样化，首选高维生素、膳食纤维的食物，如新鲜水果、蔬菜、菌类等。患者也应适当食用高钙食物，如牛奶、虾皮、芝麻酱、豆腐等食物，提倡食用维生素 D 含量高的鱼肝油、肝、蛋黄、黄油等食物。尽量避免食用过辣、过咸、过热、过凉，以及添加强烈辛香料的食物。

此外，还要根据患者的消化能力，采取少量多餐、粗细搭配、流质、软食与硬食交替、甜咸互换等形式进餐，促进患者进餐，保证充足的营养。

第二步：术后长期(两周后)饮食

一般甲状腺癌患者术后两周，如没有其他并发症，可以逐步恢复正常饮食。

甲状腺癌术后的患者，饮食总体来说，要以营养全面、高蛋白、高维生素、低脂低盐饮食为主，宜多吃增强免疫力的食物，如蘑菇、香菇、木耳、红枣、薏米、新鲜水果等。养成良好的饮食习惯，注意饮食均衡和营养搭配，平常饮食要定时定量、合理健康，有助于病情的恢复。

拯救你的甲状腺——这个癌症并不可怕

第六章
甲状腺癌预防篇

护"甲"美食攻略
（视频）

中医有云"上工治未病"，可见预防疾病的重要性。在这章中，我们将从日常保健着手，教给大家一些预防甲状腺癌的知识，并给予大家饮食建议与中医调养建议，更好地预防疾病的发生。

第一节 饮食与甲状腺癌

所谓"病从口入"，甲状腺疾病的发生与饮食有一定关系，那么预防甲状腺癌的发生，在饮食上也需要讲究一点。

（一）常吃碘盐诱发甲状腺癌！是谣言还是真相

过去 10 年，在全球范围内，甲状腺癌已经成为增长率最高的恶性肿瘤，发病率每年以 6％的速度逐年递增，尤其以女性患者居多。经常听到各种关于甲状腺疾病的传言，其中最耳熟的一条就是——常吃碘盐会引发甲状腺癌，你信了吗？

甲状腺癌发病有内外两种因素

食用碘盐是否会引发甲状腺癌，需要先了解清楚甲状腺癌的患病原因。在对甲状腺癌的医学研究上，甲状腺癌的发生有内因和外因。内因主要有遗传、自身免疫情况，外因包括辐射、环境污染、碘的摄入量等诸多因素，两者相互作用导致癌症发生。

为何食盐中要加碘

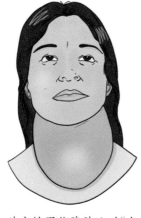

地方性甲状腺肿又叫"大脖子病"

我国在 1995 年开始实行加碘盐政策，到 2000 年时我国的碘缺乏病发病率显著下降。为什么国家要在盐中加碘呢？因为我国很多地区的水和土壤内都缺碘，尤其是一些高原地区。碘是维持甲状腺功能和人体健康的重要微量元素。碘摄入不足可引起碘缺乏病，包括地方性甲状腺肿、地方性克汀病等，对机体生长发育，尤其是对神经系统、大脑发育造成损害。

碘是人体不可或缺的营养元素之一。食用加碘盐是控制碘缺乏病最安全而又有效的方法。根据 GB 26878—2011《食用盐碘含量》标准，加碘食盐碘含量平均水平为 20～30 毫克/千克。国家卫健委发布的《健康中国行动（2019—2030 年）》建议每日成年人盐摄入量不超过 5 克。

拯救你的甲状腺——这个癌症并不可怕

碘盐会引发甲状腺癌吗

碘过量也可能引起甲状腺功能异常,包括甲亢、甲减和自身免疫性甲状腺炎。近年来,有人认为甲状腺癌的发生和加碘盐之间关系密切,事实上这个说法并没有科学依据。虽然有许多调查研究显示碘过量与甲状腺癌发生率上升有关,但大多数研究都是对人群的流行性病学研究和相关性研究,没有明确的机制研究。国家卫健委表示,在全球内无论有没有施行加碘盐的国家,甲状腺癌的发病率都呈上升趋势,并以直径小于1.0厘米的微小癌增加为主,足以见得甲状腺癌的发病率是否上升与加碘盐之间没有太大的联系。

综上所述,国内外还没有任何研究证据明确支持甲状腺癌的发生与碘摄入有关。碘摄入量与甲状腺疾病之间呈现"U"形曲线关系,碘过量和缺乏都会对机体造成影响。我们应该合理地补碘和限碘,制订个体化碘营养补给,做到碘适宜,提高全民身心健康。总而言之,广大民众不必因"癌"拒"碘"、因噎废食。

(二)听说豆制品与甲状腺癌有关

我国甲状腺癌的流行病学调查显示:女性甲状腺癌的发病率约为男性的3倍!2018年上海市女性甲状腺癌发病率约为0.077%,上升为上海女性第一高发癌症。很多女性听说豆制品中的大豆异黄酮会对甲状腺功能造成不良影响,有可能诱发甲状腺癌,平日不敢喝豆浆,甚至不吃任何豆制品。那么豆制品和甲状腺癌的发生真的有关系吗?

大豆异黄酮与甲状腺癌的关系

大豆异黄酮也就是我们所熟悉的植物雌激素,属于一种植物化学物。现有证据表明:大豆异黄酮具有雌激素样作用,抗肿瘤作用,保护心血管作用,预防骨质疏松,保护神经系统功能,抗氧化作用等。根据美国农业部有机认证(USDA)数据库列出的大豆及其制品中异黄酮含量如下表。

大豆及其制品中异黄酮含量

食物	异黄酮含量/(毫克/100 克)
豆腐	13～35
豆浆	0.7～10.7
熟大豆	148
味噌	41
豆腐皮	45

人群研究结果表明:大豆类食物摄入对甲状腺癌具有保护作用。因此,合理、适量摄入豆制品是安全的。广大女性朋友们平日可以放心喝豆浆、吃些豆制品了。

甲状腺癌患者能否食用豆制品呢

根据一项调查研究,上海女性每天大约摄入大豆类 100.6克、大豆蛋白 8.7 克和异黄酮 39.6 毫克。而根据《中国居民膳食营养素参考摄入量速查手册(2013 版)》,大豆异黄酮的特定摄入建议值(SPL)为 55 毫克/天,可耐受最高摄入量(UL)为120 毫克/天。可见,上海女性摄入量并没有超出特定建议值。

而对于甲状腺癌患者来说，大豆及其制品如豆腐、豆腐皮、豆腐干等这些都是优质蛋白质，适量喝豆浆，比如一次可喝250毫升，偶尔吃些豆制品，如一天食用100克以内，是完全没有问题的，日常饮食更不必担心摄入过多的问题。

但是，值得注意的是：对于使用甲状腺激素替代疗法的甲状腺癌术后患者来说，大豆及其制品有一定的抑制作用，因此建议患者减少摄入。患者可以通过摄入足量的蛋类、奶类、肉类来补充优质蛋白质，从而增强机体免疫力，促进细胞生长和组织修复。

（三）甲状腺癌与十字花科的爱恨情仇

甲状腺癌患者不可以吃西兰花、花菜等"十字花科"类食物，这是真的？还是传说呢？

什么是十字花科

十字花科，并不是人们所认为的"仅仅为西兰花和花菜"。其实，十字花科植物共有378属，3 710多种，多为草本植物，叶有辣味。中国有十字花科植物98属，420余种。作为蔬菜食用的十字花科植物主要有下表中6种。

十字花科植物

十字花科植物类别	食　物
白菜类	小白菜、菜心、大白菜、紫菜苔、红菜苔等
甘蓝类	花菜、青花菜（西兰花）、球茎甘蓝、结球甘蓝（包菜）、紫甘蓝等

十字花科植物类别	食　物
芥菜类	叶芥菜、茎芥菜（头菜）、根芥菜（大头菜）、榨菜等
萝卜类	萝卜、红皮小白萝卜等
水生蔬菜类	豆瓣菜（西洋菜）等
白菜变种	油菜、塌菜、乌菜等

十字花科为何被认为可以抗癌

　　十字花科蔬菜之所以得到特殊的关注，是因为其中含有芥子油苷，一组含硫的糖苷。一般规律是，颜色深、味道浓的十字花科蔬菜，硫苷含量可能较高；颜色浅、味道淡的十字花科蔬菜，硫苷含量可能低一些。很多流行病学研究和基础研究表明，十字花科蔬菜被认为有抑制细胞增殖、利于多种癌症预防的成分，对于预防癌症有巨大潜力。

　　十字花科蔬菜中的芥子油苷（葡萄糖异硫氰酸盐）本身并无抗癌活性抗癌成分，但经过烹调、切割、咀嚼后，植物细胞被破坏，在某些酶类作用下，葡萄糖异硫氰酸盐形成异硫氰酸酯，同时还有其他活性物质的形成，如吲哚、萝卜硫素等。大量研究发现，异硫氰酸酯是一种非常强的抗氧化、抗癌的物质，对人体健康非常有益，能有效预防高血压、糖尿病、冠心病等细胞氧化性疾病。只要掌握适当的烹饪方式，比如蒸、微波、炒等，则有利于减少硫氰酸盐的摄入，而保留更多有益人体的异硫氰酸酯。

　　芥子油苷及其衍生物可以诱导肝脏中的代谢酶、抑制炎症过程、调节癌症信号通路（包括细胞增殖、血管生成、上皮-间质转变、癌症干细胞自我更新)和抑制多种癌症信号通路(包括核转录因子-kB、激素受体、信号传感器和转录激活因子)。十字花科蔬菜也含有类胡萝卜素,包括β-胡萝卜素和其他抗氧化物质,这些物质可能可以预防某些其他形式的癌症。十字花科蔬菜的抗癌作用很可能也是多种因素(如维生素、叶绿素、胡萝卜素、黄酮类、吲哚等)共同作用的结果。

正因为十字花科植物巨大的抗癌作用,《中国居民膳食营养指南(2023版)》在建议每天摄入300~500克蔬菜时,特意推荐十字花科蔬菜(深色蔬菜应占1/2)。对于时刻处于氧化威胁中的人们来说,适量的十字花科食物是每天必不可少的一道健康美食。

十字花科食物与甲状腺的爱恨情仇

虽然十字花科食物具有防癌抗癌的作用,但并不是所有人都适合食用。以下几类人不适合食用:

1. 甲状腺肿患者

芥子油苷也是一种抗营养物质,在某些条件下,硫苷会水解生成异硫氰酸盐。而硫氰酸盐是一种致甲状腺肿物,对甲状腺肿产生影响的方式是竞争性地抑制碘-钠转运体(NIS)的活性,进而抑制甲状腺碘吸收,导致甲状腺素(T_4)浓度降低。久而久之,就会造成人体内甲状腺激素生成障碍,导致甲状腺肿大。

2. 接受碘-131治疗前的患者

包括甲亢和分化型甲状腺癌患者,因为十字花科植物中硫氰酸盐的作用机理就是竞争性地抑制甲状腺摄碘功能,所以在接受碘-131治疗前需要忌口此类食物,不然会影响治疗效果。

3. 甲状腺炎患者

甲状腺炎患者是由于各种原因导致的甲状腺细胞破坏而患病，而修复甲状腺细胞和功能的过程中，需要大量碘的参与。同时，许多甲状腺炎的患者是由于体内自由基生成过多，自身破坏了甲状腺细胞导致发病的，所以也需要大量的抗氧化营养素。因此，具体食用宜忌最好能遵循医生建议。

4. 腹泻、肠梗阻患者

需要严格限制十字花科菜的摄入，原因在于，这类蔬菜富含膳食纤维，其在肠道中能够吸水膨胀、增加粪便体积、促进肠道蠕动，进而加重腹泻或肠梗阻的症状。

除了以上这几类患者在特殊情况下需要适当忌口十字花科蔬菜外，平时的甲亢、甲减、甲状腺结节、甲状腺癌的患者都应当适当增加此类食物的摄入。尤其是平时经常进食海产品以及沿海地区的人群，进食十字花科植物能有效降低高碘对于甲状腺的刺激作用，其中富含的大量抗氧化剂更能保护全身细胞免于各种有毒物质的侵袭。

（四）了解膳食炎症指数　预防甲状腺癌

慢性炎症在肿瘤的发生、发展和恶性转化中起着不可或缺的作用，目前已有证据明确炎症对某些癌症（如胃癌、肺癌）有直接影响。炎症与甲状腺癌之间是否有关系，还有待进一步研究。

不过越来越多的文献结果表明饮食在调节机体慢性炎症中可能起着重要的作用，究竟如何评估我们的饮食到底是抗炎症还是促炎症呢？膳食炎症指数的高低是否与甲状腺癌的发生有相关性呢？

拯救你的甲状腺——这个癌症并不可怕

什么是膳食炎症指数(DⅡ)

"膳食炎症指数"(简称DⅡ)是由研究人员基于大量文献综述开发出的评分系统,用于分析各种饮食成分与炎症生物标志物之间的关系,进而量化总体饮食的炎症。

膳食炎症指数包含了45种营养素对体内炎症因子的影响,按照每项增加(+1)、降低(−1)、无影响(0)来计算总和。膳食成分可通过调节炎症生物标志物水平具有促炎或抗炎特性,高DⅡ评分反映了更具促炎性的饮食,并与多种慢性疾病(包括癌症)的发生风险增加有关。

简单来说,如果你吃更多促炎潜力的食物,你的饮食总体促炎作用越强;相反,如果饮食中抗炎膳食成分(如绿色蔬菜、水果、全麦等)越多,DⅡ评分越低。

膳食炎症指数与甲状腺癌有关吗

那么,促炎饮食-炎症-甲状腺癌,三者之间是否有着一定的关联呢?

两项来自新喀里多尼亚、法国的病例-对照研究发现:DⅡ评分的升高与甲状腺癌风险增加相关,尤其在与其他炎症条件相结合的条件下。研究表明,饮食直接调节了炎症过程,在甲状腺癌的发生中具有关键作用。2022年5月发表的一项欧洲前瞻性队列研究数据显示:膳食炎症指数(DⅡ)每增加一个单位,甲状腺癌的发生风险增加约1/10倍。

基于此,建议为了预防甲状腺癌的发生,可以多吃些抗炎食物,例如新鲜蔬菜水果,以减轻饮食的炎症效应,对降低甲状腺癌风险具有潜在益处。

第二节 ☯ 甲状腺癌中医调养

甲状腺癌发病率高,对人们的生活和健康造成较大困扰。而事实证明,对甲状腺癌的预防作用远远超过其治疗本身。中医自古崇尚调养保健,运用中医"治未病"思想,在中医整体观念,辨证、辨体施治思维指导下,早期做起,防患于未然,具有重要的现实意义。而疾病一旦发生,在采取积极的治疗过程中,辅以正确的中医调养防护措施,能够达到减少医疗费用、缩减病程、减轻病情、延长寿命、抵制治疗本身不良反应发生、提高生活质量的根本目的。

(一) 中医调养的总体原则

中医调养可增强机体免疫力、改善生活质量。在日常生活中调养原则为扶正为首、平衡和谐、调养心神及辨证补益 4 个方面。

扶正为首

正即正气,在人体中具有防御、修复功能,是构成人体和维持人体生命活动的物质。正气充沛,则抗邪力强,不易发病;正气不足,则脏腑功能减退,气血津液流通不利而停聚,出现气滞、血瘀、水湿、痰饮等病理产物。若不及时疏利清除则成为新的致病因素诱发疾病,复稍感外邪,则内外相合,留邪不去,与机体血肉相搏结,产生肿瘤。故正虚是癌症发生之本。

癌的发生相对缓慢，多因脏腑功能由实转虚。尤其是恶性肿瘤治疗所采用的手术、放疗、化疗等手段，往往造成手术创伤、脏腑缺损、失血耗液、麻醉刺激、伤口疼痛、皮肤灼伤、放射性肺炎、放射性膀胱炎、放射性结肠炎、骨髓抑制和消化道反应，使机体处于气血阴阳亏虚状态，出现卫表不固，虚汗淋漓，动则汗出，头昏乏力；脾肾阳虚，怕冷恶风，不思饮食，腹胀，大便稀溏，小便清长；气血不足，面色无华，心悸气短，失眠多梦，纳谷不香；阴液亏损，低热或手足心热，心烦口渴，大便秘结。可见正虚也贯穿于肿瘤的发生及发展中。

平衡和谐

在正常情况下，机体处于一种脏腑协调、气血和谐的状态，即所谓"阴平阳秘"的健康状态，一旦这种平衡被内外因素打破，就会出现"阴阳失调"，机体抗病能力下降而发生各种疾病，癌症的发生、发展也是平衡被打破的表现。我们追求的是动态的平衡和谐，体现在饮食、起居、运动锻炼等方面。

调养心神

度百岁、尽天年是人的梦想及愿望。《内经》云"得神者昌，失神者亡"，"神安则延寿，神去则形散"，可见脏腑功能的强弱，血气的盛衰，神的存亡是决定人能否度百岁，尽天年之关键。只有内心清静，神气方可内守。如果心神过于浮躁，神不内守，动而不定，必然扰乱脏腑，耗元伤精，易招致疾病，甚至促人衰老，减短寿命。对于甲状腺癌患者而言，情志舒畅对病情恢复非常重要。调养心神的意义在于乐观开朗地面对病情，坦然自若地对待死亡。这样才能积极配合医生的诊治，有利于正气的恢复，病邪的祛除，甚至完全康复。而那些忧愁、恐惧死亡的患者，则精神崩溃，气血郁结，加速病情恶化，多预后不良。中医学认为，患者的精神状态是本，医生的治疗措施是标，医生的治疗要通过患者的抗病能力才能发挥良好的治疗效应，如果患者精神已经崩溃，再好的治疗措施也无济于事。

辨证补益

随着人们生活水平的逐步提高和物质需求的日益增长，中医的保健药方和药膳已被人们熟知。数千年的经验证实，其确能增强体质，补偏救弊，协调脏腑，疏通经络和填精补髓，但必须在医生的正确指导下使用，才能在肿瘤患者的调养中发挥更好的保健作用。人的体质多种多样，病证并非一成不变。并非人人适合人参、鹿茸、冬虫夏草、甲鱼之品。用之合适，可延年益寿；用之失当，则危害匪浅，特别是癌症患者，往往虚实夹杂，寒热不清，倘若不分青红皂白胡乱瞎补，会加重体内阴阳、气血、脏腑功能的失衡，不但无法强身健体，还可能使病情恶化。

（二）预防甲状腺癌 中医教你四种方法

那么中医调养具体的方法有哪些呢？我们可以从饮食、起居、运动、情志四个方面着手。

饮食调养

饮食上，首先注意合理膳食，饮食多样化及粗细搭配，多吃高蛋白、多维生素、低动物脂肪、易消化的食物。其次饮食有节制，不能过饱或过饥。再次，勿吃致癌物质，如变质肉类、腌制食物及咸鱼之类。此外，可适当食用具有抗癌的水果蔬菜。蔬菜、瓜果、豆类等（如黄豆、卷心菜、西红柿、胡萝卜、空心菜、大枣等）含有丰富的多种维生素和微量元素，有一定的防癌和抗癌作用。

对于已经罹患甲状腺癌的患者而言，饮食调理有助于控制疾病，食疗上更要注意顾护、培育正气。第一，勿食生冷寒凉。生冷寒凉饮食对癌症患者本来就虚弱的脾胃功能可谓雪上加霜，尤其损伤脾胃之阳气，脾胃败坏，则饮食不进，勉强食之，也不能化水谷为精微气血，无以荣养周身，不利于营养物质的消化吸收。第二，勿过用苦寒。很多患者盲目迷信某些抗癌中药，如白花蛇舌草、半枝莲、红豆杉、山慈姑、鸦胆子等，认为清热解毒、破血逐瘀就能抗肿瘤，不顾中医治疗疾病辨证论治的原则。临床常见有些患者用红豆杉泡水饮造成骨髓抑制就是误用苦寒药物的力证。第三，坚持早睡、常按足三里。使正气得以积聚和生发，帮助正气的培育和发挥。

起居调养

顺应四时的变化，春保肝、夏保心、秋保肺、冬保肾，遵循"春夏养阳，秋冬养阴""虚邪贼风，避之有时"的原则。

春季，阳气生发，但气候变化较大，应"夜卧早起，广步于庭"，适度运动，使春气之升发有序，阳气之增长有路，符合"春夏养阳"的要求。在衣着方面，应遵循"春捂秋冻"的原则，随时注意增减衣被，注意保暖，做到"虚邪贼风，避之有时"。夏季，气候炎热，人体阳气易于向外发泄，应"夜卧早起，无厌于日"，适当午休，以避炎热，消除疲劳。在衣着方面，应选用麻纱、丝绸等易散热、透汗、舒适、凉爽的面料。汗出后及时沐浴更衣，以免受凉。居室宜阴凉、通风，但避免直接吹风，空调温度不宜过低，保持空气新鲜。秋季,为"阳消阴长"的过渡阶段,气候冷热多变,稍不留意便易感受外邪,旧病也易复发。秋天应"早卧早起,与鸡俱兴"。在衣着方面,应遵循"春捂秋冻"的原则,有意识地让人体逐渐适应向寒冷季节转换的环境变化。冬季,气候寒冷,阴气盛极,阳气潜伏,宜"早卧晚起,必待日光"。早睡以养人体阳气,晚起以护人体阴精。在衣着方面,要随气候变化及时增减衣服。冬天是一年四季中营养物质最易蓄积的时期,可在医生指导下适当进补。

要注意睡眠充足,适当锻炼。"服药千朝,不如独眠一宿",睡眠不足,易耗伤正气。应有充足的休息和睡眠时间,养成按时就寝、按时起床的作息规律,但要避免昼息夜作,阴阳颠倒。每天都应保持适度的活动和锻炼。

应遵循"虚邪贼风,避之有时"的原则。根据四时气候的变化及时添减衣物,在反常气候或遇到传染病流行时,要避之有时,或采取其他方式提高机体抗病能力,避免外邪侵袭。

运动调养

运动除了可以预防疾病之外,对于已患病的患者也有助益。有的患者认为自己患了绝症,需要静养,就整日卧床,寸步不行。实际上对于能够生活、行动自理的患者而言,运动锻炼能调和气血,平衡阴阳,对康复有很大帮助。俗话说"流水不腐,户枢不蠹",讲的就是经常运动锻炼,能使血脉流通,关节流利,气机调畅,气之升降有节,气血运行有序,气血生化有源,五脏功能旺盛,全身协调统一。

首先,选择适合的运动锻炼方式尤为重要。如练习太极拳,内外结合,动静相宜,刚柔相配,从中医的整体观念出发,运用调身、调息、调心的方法,疏通人体经络,激发经气活力,调和气血,平衡阴阳,提升正气,从而达到扶正祛邪之目的。其次,运动锻炼力求适度。华佗曰"人体欲得劳动,但不当使极耳"。除了要选择适合的运动锻炼方式外,还要注意适度性。不论太极拳、八段锦、五禽戏或是步行、慢跑、游泳,运动到全身微发热、神清气爽即可。

情志调养

应从五个方面做到调养心神。第一,放弃过多的嗜欲和名利思想,乐观豁达,轻松愉快,不要为一时得失而斤斤计较,忿忿不平,要使内心保持恬淡平静的状态,可以在一定程度上预防肿瘤的发生和发展。第二,知足常乐。正确对待生活和个人得失,不要与人攀比,否则徒增烦恼,怨天尤人、自怨自艾只会加重病情。第三,乐观开朗地面对病情。对疾病过度的担忧、恐惧、紧张及悲悯会直接内伤五脏,使气机逆乱,脏腑功能失调而加重病情。第四,务求静养。《内经》载"静则神藏,躁则神亡",在静养中,情绪会由紧张、烦躁而趋向平和,各种生理功能趋于正常,使神气内守,肾精得以保养,从而有利于人的健康长寿。第五,适度娱乐。如吟诗诵词、唱歌习舞、琴棋书画、养花鸟虫鱼,均可益人心智,怡神养性,有助于患者的精神调养,所谓"乐以忘忧",解除郁闷,排遣愤怒。

附录
"蝴蝶知音"与"智慧科普"

甲状腺疾病在全球范围内都很常见,而且其发病率在过去几十年中呈现上升趋势。为了帮助大家更好地管理自己的甲状腺健康,在编写本书的同时,录制了视频、音频,并且开发了一款成人碘饮食"处方"小程序。这也是作者团队推出的首款"智慧科普"小程序,旨在以通俗易懂的方式帮助大众掌握甲状腺健康饮食,并获得适宜于自身甲状腺的个性化的健康建议。本书第2章与第6章开头分别放置了真"甲"说小视频与护"甲"美食攻略小视频二维码,下面所附为"蝴蝶知音"音频与"智慧科普"小程序二维码,读者可扫码获取相关音视频、小程序链接。

蝴蝶知音
(音频)

智慧科普——
成人碘饮食"处方"
(小程序)